Maria Köllner

Darm o.k. – alles o.k.

Die sanfte Bauchselbstmassage
und weitere Tipps zum Schlankwerden
und Wohlbefinden

Maria Köllncr

Darm o.k. – alles o.k.

Die sanfte Bauchselbstmassage
und weitere Tipps zum
Schlankwerden
und Wohlbefinden

vianova

Hinweis

Alle Ratschläge und Erkenntnisse in diesem Buch wurden von der Autorin sorgfältig recherchiert und erwogen. Dennoch bieten sie keinen Ersatz für eine medizinische Beratung, vor allem im Krankheitsfall. So erfolgen alle Angaben in diesem Buch ohne jegliche Gewährleistung oder Garantie von Seiten der Autorin oder des Verlages. Ausgeschlossen ist ebenfalls eine Haftung der Autorin bzw. des Verlags für Personen-, Sach- und Vermögensschäden.

1. Auflage 2015

© Verlag Via Nova | Alte Landstr.12 | 36100 Petersberg

Telefon (06 61) 6 29 73 | Fax (06 61) 96 79 560

E-Mail: info@verlag-vianova.de

www.verlag-vianova.de

Fotos: Siehe Bildnachweis

Umschlaggestaltung: Guter Punkt • München

Satz und Layout: Annette Wagner und Sebastian Carl • Amerang

Druck und Verarbeitung: Appel und Klinger • 96277 Schneckenlohe

ISBN 978-3-86616-343-0

Inhalt

Vorwort

Hier spricht der Darm

So könnte der Titel dieses Buches auch lauten. Denn die Autorin, eine erfahrene Journalistin, lässt den Darm, ein wichtiges Organ unseres Körpers, selbst zu Wort kommen.
Dieser führt den Leser auf unterhaltsame und amüsante Weise und weitgehend ohne lästige Fachbegriffe durch diesen Gesundheitsratgeber. Der Darm erklärt, welche Aufgaben er für den Menschen zu erledigen hat und was für sein und des Menschen Wohlbefinden wichtig ist.
Die sanfte Bauchselbstmassage zur Verdauungsförderung und die richtige Ernährung spielen dabei eine herausgehobene Rolle. Erstere wird nicht nur in ihrer Wirkung vorgestellt, sondern kann auch durch konkrete Handlungsanweisungen sofort in die Praxis umgesetzt werden. Gleiches gilt für die Ernährungsvorschläge.
Allerdings muss hier einschränkend gesagt werden: Es werden keine kompletten Mahlzeiten veröffentlicht oder Kochrezepte besprochen, auch keine Diäten vorgestellt. Das ist nicht Ziel und Zweck dieses Ratgebers. Er ist kein Kochbuch.
Es geht in erster Linie um Kräuter, Öle, Fettsäuren und Gewürze, die Einfluss auf Verdauung, Wohlbefinden und Vitalität haben. Auch müssen nicht alle Empfehlungen befolgt werden. Bereits kleine Umstellungen des Lebensstils können Wunder wirken. Die im Buch getroffenen Feststellungen und Anregungen sind weitgehend belegt oder beruhen auf persönlichen Erfahrungen der Autorin.
Das Buch ist allen zu empfehlen, die schnell, unterhaltsam und unkompliziert erfahren wollen, was dem Körper guttut.

Prof. Dr. Peter Axt
Gesundheitswissenschaftler und Bestsellerautor

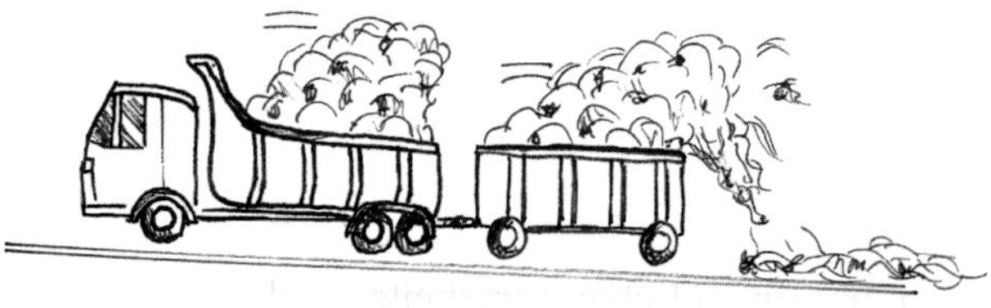

Einführung

Wie ich Fiete Darm kennenlernte

Die bisher wohl interessanteste Begegnung als Journalistin und Autorin hatte ich vor gut einem Jahr. Sie hat mein Leben verändert, und das deutlich zum Positiven.

Gut, der Typ ist nicht gerade eine hübsche Erscheinung, aber was sind schon Äußerlichkeiten? Dafür ist er genial, hochintelligent, bienenfleißig, tolerant, ein Super-Manager, sensibel und einfühlsam, nicht nachtragend, ein Naturbursche und ein wahrer Zauberkünstler.

Alle Welt schreibt und berichtet neuerdings über ihn und wie wichtig er für unsere Gesundheit, unsere gute Laune usw. ist.

Darum wollte auch ich mehr erfahren und habe mich auf die Suche gemacht. Kurzfristig bekommt man natürlich keinen Interview-Termin. So einfach geht das nicht.

Man muss sich die Mühe machen, ihn zu entdecken, Menschen befragen, die ihn kennen oder die sich mit ihm beschäftigen.

Dieser Aufwand hat sich gelohnt. Inzwischen sind wir richtige Freunde, Fiete Darm und ich. An diesem Buch hat er maßgebend mitgewirkt.

Da sein Wohlbefinden ganz eng damit verbunden ist, was wir ihm zumuten, geht es in diesem Buch auch ganz viel um das tägliche Essen.

Immerhin ist es mehr als eine LKW-Ladung voll, die Fiete Darm in seinem Leben verarbeiten soll.

Fiete Darm kann schnurren wie eine Katze

Viele Menschen erfahren, wie wohltuend Fiete Darm besonders die sanfte Bauchselbstmassage empfindet. Wer sie ausprobiert, wird das nicht nur fühlen, sondern auch hören. Denn: Fiete Darm kann schnurren wie eine Katze, gurren wie eine Taube oder gluckern wie eine kleine Quelle.
Auf jeden Fall reagiert er hochsensibel und zeigt es auch. Er fühlt sich wohler und wir bekommen zudem einen schlankeren Bauch. Das Gefühl, mit sich eins zu sein, und eine freundliche Rundum-Harmonie sind Geschenke, die wir von nun an ausstrahlen. *„Weitergeben!“*, meint Fiete Darm.

Wir alle essen gern

Doch was ist richtig, was ist falsch?

Doch was ist richtig, was ist falsch?

Wie alle Menschen esse ich gern. Doch meine Freude am Essen war – bis ich Fiete Darm kennenlernte – getrübt. Ich bekam es schon fast mit der Angst zu tun, wenn ich nur in ein schönes Vollkornbrot – belegt mit Camembert – biss, und schaute unsicher um mich. Gesund oder ungesund? Schokolade konnte ich gar nicht mehr ohne schlechtes Gewissen genießen.
Außerdem beeinträchtigen meinen Spaß am Essen auch die ständig neuen Horrorgeschichten im Zusammenhang mit unserer Ernährung in den Medien. Fast alles soll inzwischen krank machen, sogar Milch und Brot.
Fiete Darm mit seinem jahrtausende alten natürlichen Ur-Wissen darüber, was ihm und damit uns bekommt, hat mir aus dieser Essenkrise herausgeholfen.
Seitdem ich mehr darüber weiß, wie unser „täglich Brot“ die Verdauung beeinflusst, und ich entsprechend esse, schmeckt es

mir wieder. So fühle ich mich richtig gut, vital, bin gut gelaunt – und halte mein Idealgewicht, ohne zu hungern. Und ich werde jünger geschätzt, als ich bin...

Das Wunder des Darms

Was vor 45 Jahren die sexuelle Aufklärung durch Oswald Kolle mit dem Wunder der Liebe war, ist heute das *Wunder des Darms.*

Das verborgene Wirken „dieses unterschätzten Organs" wollen immer mehr Menschen erfahren, was mit uns da drinnen los ist, wie das alles so zusammenhängt oder besser:

Wie „tickt" unser Körper, dieses Wunderwerk, und was hat Fiete Darm damit zu tun?

Dieses so wichtige Organ bestimmt maßgeblich mit,

- ob wir uns bärenstark fühlen oder oft schwächeln
- ob wir immun sind gegen Viren und Bakterien oder jede Erkältung „mitnehmen"
- ob wir gut gelaunt oder brummig sind
- ob wir lange und gesund leben oder krank werden und früh sterben.

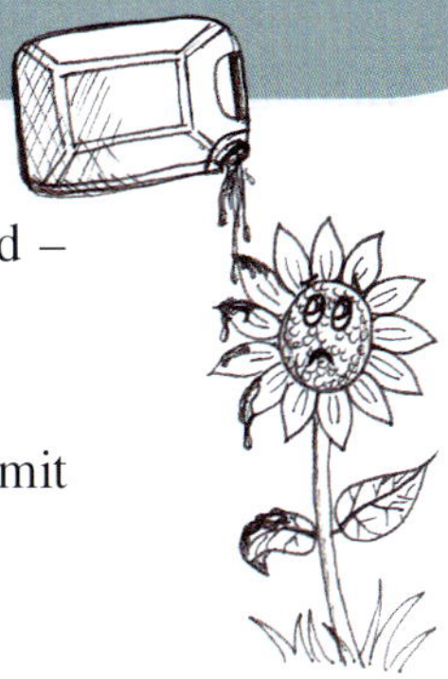

Darum ist es wichtig, dass Fiete Darm gut behandelt wird – durchgängig ein Leben lang.

Wir füttern unsere Katze, falls wir eine haben, ja auch nicht mit Fischfutter oder düngen unsere Blumen mit Motoröl.

Simsen mit dem eigenem Darm

Schließlich gibt es eine geniale körpereigene Abwehrarmee.

Jeder sollte auch auf sein Inneres, auf seinen Fiete, hören, seinen eigenen Weg finden und als tägliche Wohltat die sanfte Bauchselbstmassage praktizieren. Man braucht nicht mehr als ein wenig Ruhe, die eigenen Hände, und schon geht es los.
Es ist ein wenig wie Simsen mit sich selbst, natürlich ohne Handy, und viel persönlicher. Inzwischen haben mein Darm und ich unseren Verständigungsmodus gefunden. Meist höre ich auf ihn, denn er weiß am besten, was uns beiden bekommt. Manchmal überhöre ich ihn aber auch und „sündige".
Aber das sind Ausnahmen, die die Regel bestätigen.
Unser Abwehrsystem ist schließlich auch dafür vorgesehen, Probleme zu meistern. So meinte mein Tierarzt Sebastian neulich, als er das Pony Momo behandelte:
„Auch Parasiten, wie Würmer, oder schädigende Einflüsse, wie Strahlungen, gehören zum Leben bei Tieren und Menschen. Schließlich gibt es eine geniale körpereigene Abwehrarmee. Und die will auch was zu tun haben." Es liegt an uns, sie ständig aufzubauen!

Wer etwas will, der schafft es auch!

Die beruhigende Nachricht: Das mit dem guten Essen kriegen wir hin, auch heute im 21. Jahrhundert, ohne so extrem auf alles zu achten wie die modernen Steinzeitmenschen, die Veganer, Diätfreaks oder Frutarier. Wir lassen es uns ab jetzt natürlich mit Genuss schmecken und wir hungern nicht.

Das mit dem Wohlfühlen und gesund alt werden geht auch

Es gibt inzwischen so viele eigentlich Alte, die flott, selbstbewusst, fröhlich und gesund ihr Leben genießen. Statt die restliche Lebenszeit in überfüllten Wartezimmern der Ärzte zu verbringen, radeln, reiten, wandern, reisen sie durch herrliche Landschaften oder besuchen ferne Länder und leben.

> **Ihre Glücks- und Wohlfühlformel heißt:**
>
> **Bewusst leben!** Mit einer Prise Achtsamkeit und Humor. Das kann jeder, ob 9, 19, 29, 39 … oder 90.

Nun „wolle“ wir!

„Man muss nur wolle“, sagte neulich die rüstige 103-jährige Herta Meyer aus dem Ruhrpott in einem Fernseh-Interview, danach befragt, wie sie es schafft, noch allein ihr Leben zu meistern.

Als ersten Schritt:

Noch heute mit der sanften Bauchselbstmassage beginnen. Kurz vor dem Einschlafen. Sie ist wirklich kinderleicht, total entspannend, genial für den Bauch und – sie verknüpft Körper, Geist und Seele.

Als Zweites:

In Sachen gesunde Ernährungs- und Lebensweise nicht auf jeden Pseudo-Rat hören.
Sich auf keine Diäten einlassen. Auf gar keine!
Stattdessen: Sich gut informieren!

Die meisten wissenschaftlichen Studien, die in Zeitschriften mit hohem Impact-Faktor erscheinen, liefern zuverlässige Informationen.

Impact-Faktor ist die errechnete Zahl, deren Höhe den Einfluss einer wissenschaftlichen Fachzeitschrift wieder gibt. Beispiele sind „Nature" und „Science", aber auch „The Lancet", „New England Journal of Medicine".

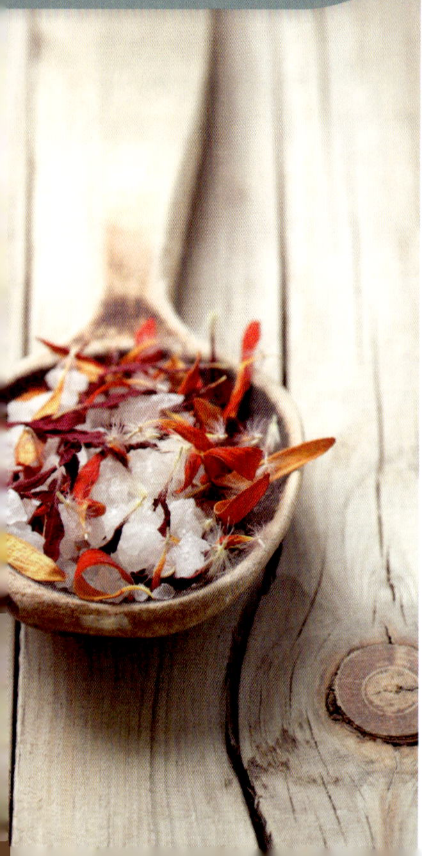

Und drittens:

Back to the roots.
Sich auf altes Heilwissen besinnen wie zum Beispiel auf die weise Hildegard von Bingen und andere begnadete Heiler, ob aus Ägypten oder China, aus Klöstern oder aus dem Volk.
Ihre Apotheke: Die Natur mit ihren wunderbaren Heilpflanzen. Keine Mittel aus dem Labor haben dieses natürliche Potential.

Und nicht zuletzt:

Zurückfinden zu einigen Lebens- und Essgewohnheiten unserer Groß- und Urgroßeltern ist ein kluger Fortschritt in Richtung Wohlbefinden. Außerdem dankt es uns Fiete Darm, wenn wir ein gewisses System in unsere Ernährungsweise bringen und nicht wahllos zu jeder Zeit alles Mögliche zu uns nehmen.

Fiete Darm zeigt uns, wie es geht

Niemand weiß besser, was dem Darm bekommt und was nicht, ,als dieses kluge Organ selbst. Darum lassen wir Fiete Darm – unsere Symbolfigur – zu Wort kommen.
Fiete und seine Kollegen sind eine geniale Schöpfung. Seitdem es den Menschen gibt, ist Fiete rund um den Globus 108 Milliarden Mal in Serie gegangen.
So viele Menschen lebten und leben bisher auf der Erde. Bis heute ist der Darm in seinem wunderbaren Tun, den menschlichen Organismus zu versorgen, zu erhalten, zu schützen, uneingeschränkt erfolgreich und unübertroffen.

Fiete Darm weiß:
„Jeder Mensch ist wunderbar, einzigartig."

Er findet seinen ihm bestimmten Weg mit Lebensfreude und guter Gesundheit, wenn er auf „seinen Bauch" hört, offen bleibt für alte Weisheiten und neues Wissen. Wenn er der Natur vertraut, die alles Lebenswichtige liefert, und er dankbar diese wunderbaren Geschenke annimmt."

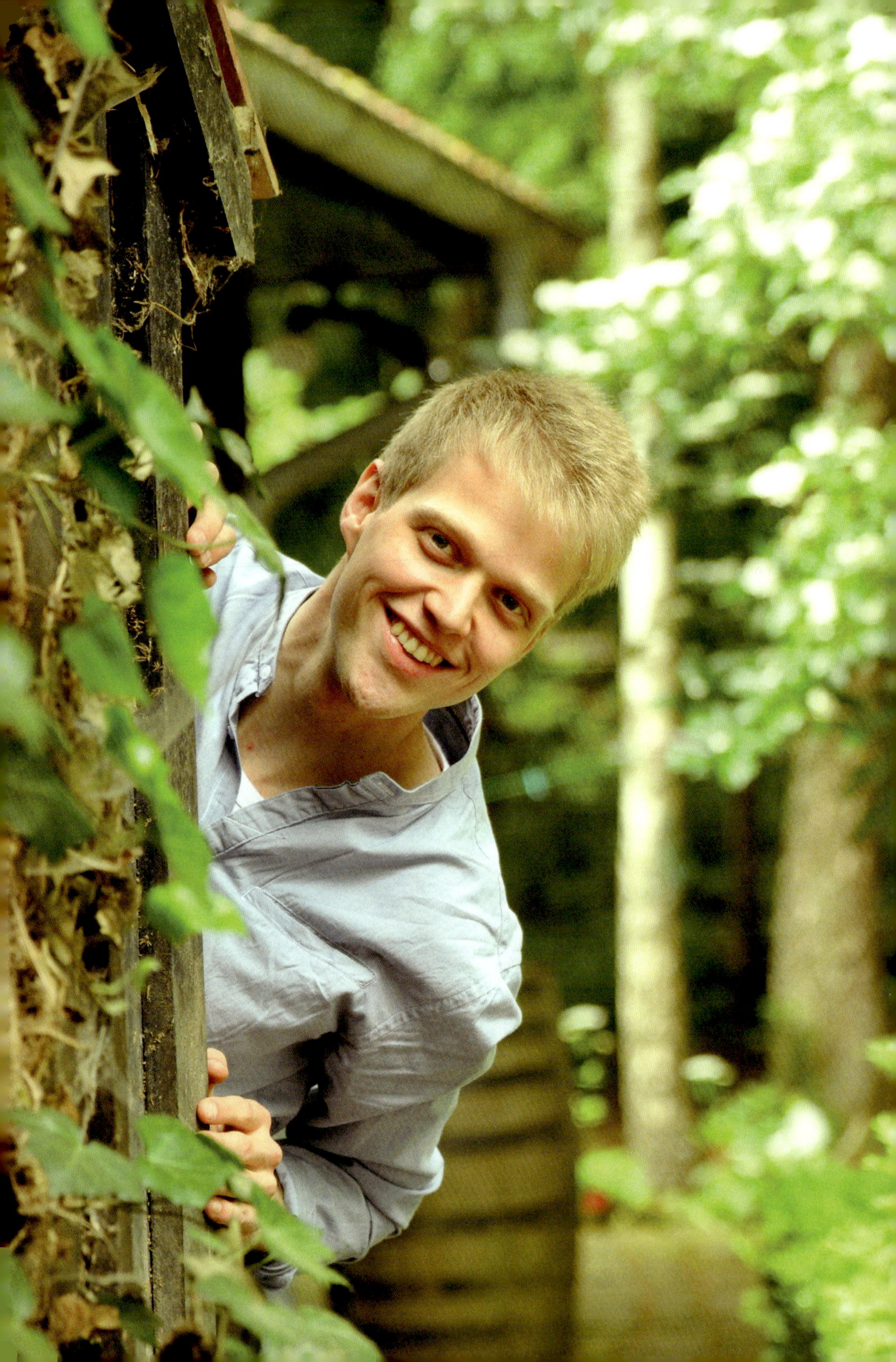

1

Hallo, ich bin Fiete Darm

(nenn mich ab jetzt ruhig Fiete)

Ich, lebe und arbeite in Norddeutschland. Zufällig. Weil auch die Autorin dieses Buches hier zu Hause ist, helfe ich ihr gewissermaßen als Co-Autor und Berater bei diesem Ratgeber. Ich gehöre zu Jari, dem 28-jährigen Personal Fitnesstrainer aus Buchholz in der Lüneburger Heide bei Hamburg.

Fühle ich mich wohl, geht es auch Jari super. Da er von morgens bis abends in Aktion ist, achten wir beide zusammen darauf, fit zu sein.
Wäre ich übrigens in China beheimatet, hieße ich vielleicht Li Chi cha'ngzi oder in Island Bjarni Garnir oder auf Hawaii Nalu rip.

Wir acht Milliarden Darmis sind rund um die Uhr beschäftigt

Wir etwa acht Milliarden „Darmis" (Därme klingt nicht so nett) sehen weltweit etwa alle gleich aus und entsprechen nicht der Norm, was als schön gilt. Du kennst doch sicher diese medizinischen Fotos und Zeichnungen von uns.

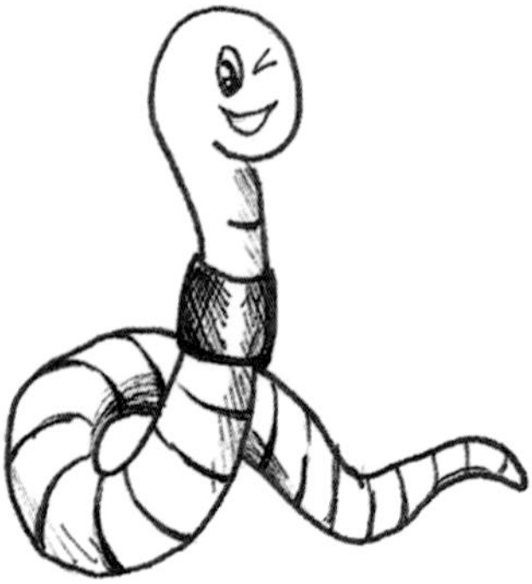

Zwei Super-Talente

Ein wenig ähneln wir einem übergroßen geringelten Regenwurm. Oder besser zwei, denn es gibt ja den Dünndarm und den Dickdarm.

Die Regenwürmer leben ebenso unbeachtet in der Erde wie wir in all den Bäuchen. Und was wir noch gemeinsam haben, der Regenwurm, der „Lumbricus terrestris", und der „Instestinum", der Darm: Wir sind echte Alleskönner und richtig fleißig. Allerdings der Regenwurm macht eine Winterpause. Ich arbeite durch.

So unentbehrlich wie der lichtscheue Wurm für den Boden, so großartig bin ich für den Körper, und noch viel mehr, wie gesagt, auch ein Allround-Talent.

Egal – ob im Waschbrettbauch zuhause, im Babybäuchlein, Schwabbelbauch, in der Wampe oder im Modellbauch, ob unter rosiger, gelber oder schwarzer Haut, auf welchem Kontinent auch immer: Bis auf Umfang und Gewicht gibt es keine Unterschiede, vor allem was unseren Aufgabenbereich angeht. Wir alle sind zuständig dafür, das Essen in Energie umzuwandeln, ein Leben lang, Tag für Tag. Oft auch noch nachts, wenn du wieder einmal viel zu spät gegessen hast.

Die typisch amerikanischen Darmis müssen richtig schwer ackern bei den Mengen an Fastfood, während die Kollegen bei den tibetanischen Mönchen schon ein Riesenglück haben mit der Leichtarbeit.
Wir hier in Deutschland liegen so dazwischen, wobei sich in den letzten 50 Jahren viel geändert hat. Das hängt mit den Ess- und Lebensgewohnheiten zusammen. Unser Leben ist nicht leichter geworden.
Darum werden immer mehr von uns auch krank und damit auch die anderen Organe. Wenn wir schwächeln, bricht viel zusammen, vor allem das Immunsystem.
Das muss nicht sein!
Darum komme ich jetzt endlich mal zu Wort.

Hör mal bitte zu!

Auf keinen Fall will ich den Zeigefinger heben und dir sagen, was du zu tun hast. Im Gegenteil, ich will dich zu tollen, natürlichen Veränderungen motivieren, damit du lange gesund und fit bleibst. Wenn du weißt, warum zum Beispiel gute Pflanzenöle den ganzen Körper ideal schmieren, Petersilie Krebs vorbeugt oder warum flott spazierengehen jung hält und einiges mehr, dann wird künftig viel Gesundes für dich selbstverständlich sein. Es gehört zu deinem Leben. Du übernimmst einiges automatisch und verabschiedest dich von Gewohnheiten, die dir nicht guttun.
Und falls du gerade nicht gut drauf bist, schaffen wir es zusammen, dass es dir bald besser geht. Meine Vorschläge sollen dir Spaß machen, wie die tägliche geniale, sanfte Bauchselbstmassage.

Bitte streichele mich!

Wie jedes lebende und fühlende Wesen genieße ich es sehr, verwöhnt zu werden, wenn man gut zu mir ist und mich regelmäßig streichelt.

Wie?

Wie? Das Streicheln und sanfte Massieren mit den Händen geht natürlich nur von außen. Zwischen mir und der Außenwelt liegt – in der Regel eine dünne „Bauchdecke" mit dem Bauchfell usw. Manchmal auch eine Fettschicht. Auch durch die kann ich alles spüren. Und die wird ja auch weniger.

Da Kopf und Bauch durch feinste Nervenbahnen miteinander verbunden sind, wird der ganze Körper beim Massieren angesprochen. Auch deine Seele...

Wer seinen Bauch streichelt und massiert – jeden Tag zehn Minuten lang – wird wahre Wunderdinge erleben. Die Verdauung regelt sich, Bauch und Taille werden schlanker, bis zu zwei Zentimeter weniger Umfang!

Und ganz nebenbei spürst du: Wir gehören zusammen! Du behandelst mich immer liebevoller, mutest mir kein schlechtes Essen mehr zu, stopfst mich nicht mehr gedankenlos voll und lässt mich nicht rund um die Uhr arbeiten oder betrinkst dich. Du entdeckst nahrhafte, natürliche Köstlichkeiten, änderst einige Lebensgewohnheiten, findest deine individuelle Ess-Struktur und du wirst dabei bärenstark.

Herrliche Aussichten

Zusammen können wir Bäume ausreißen und dabei noch lustig pfeifen oder singen. Tolle Zeiten kommen auf uns zu, wir meistern das Leben künftig entspannt und leichter, bei Sonnenschein und ebenso bei Regen, am Sonntag und in der Woche. Wir überwinden Krisen und werden auch noch richtig flott alt. Herrliche Aussichten. Komm, mach mit!

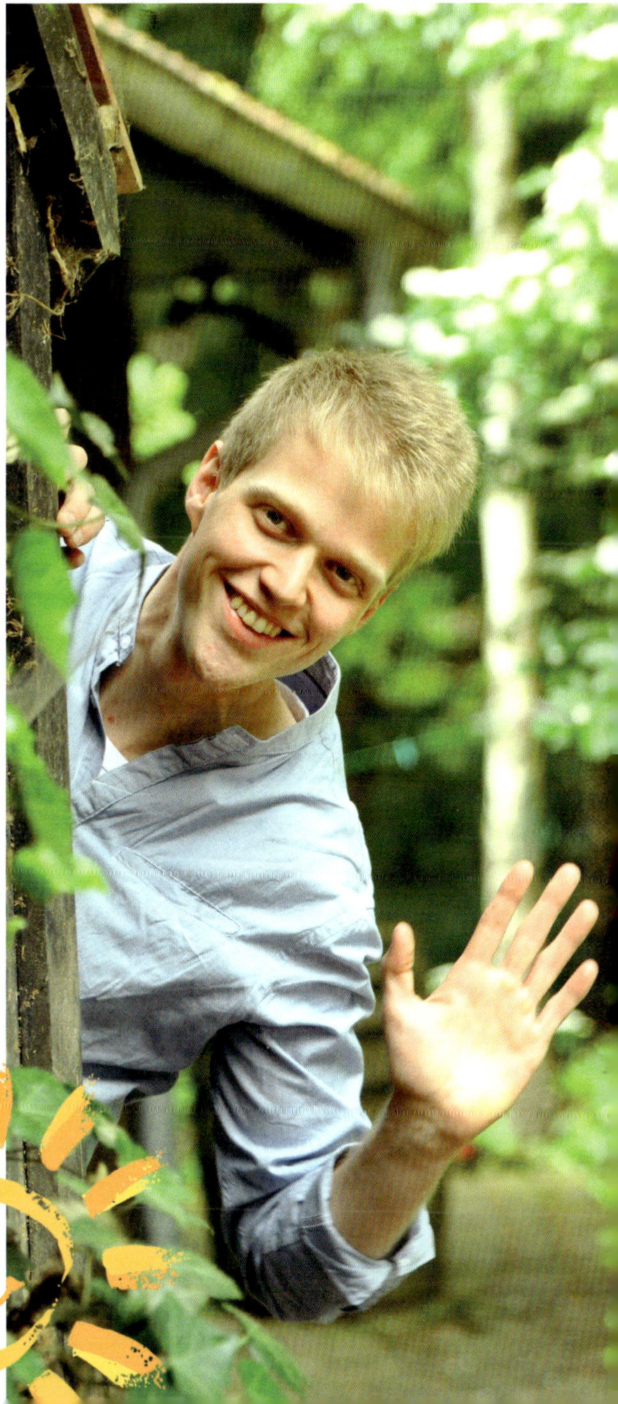

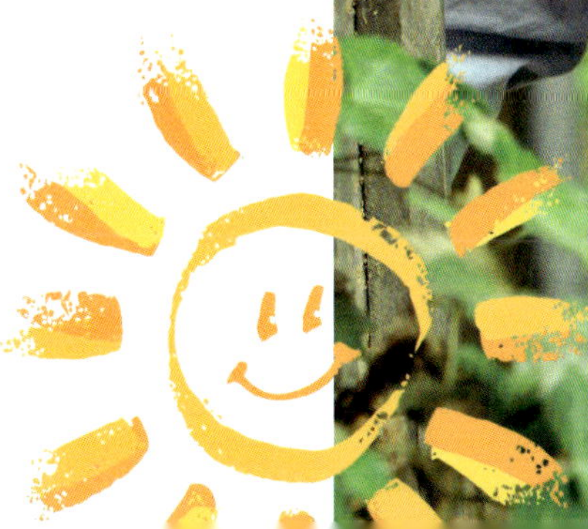

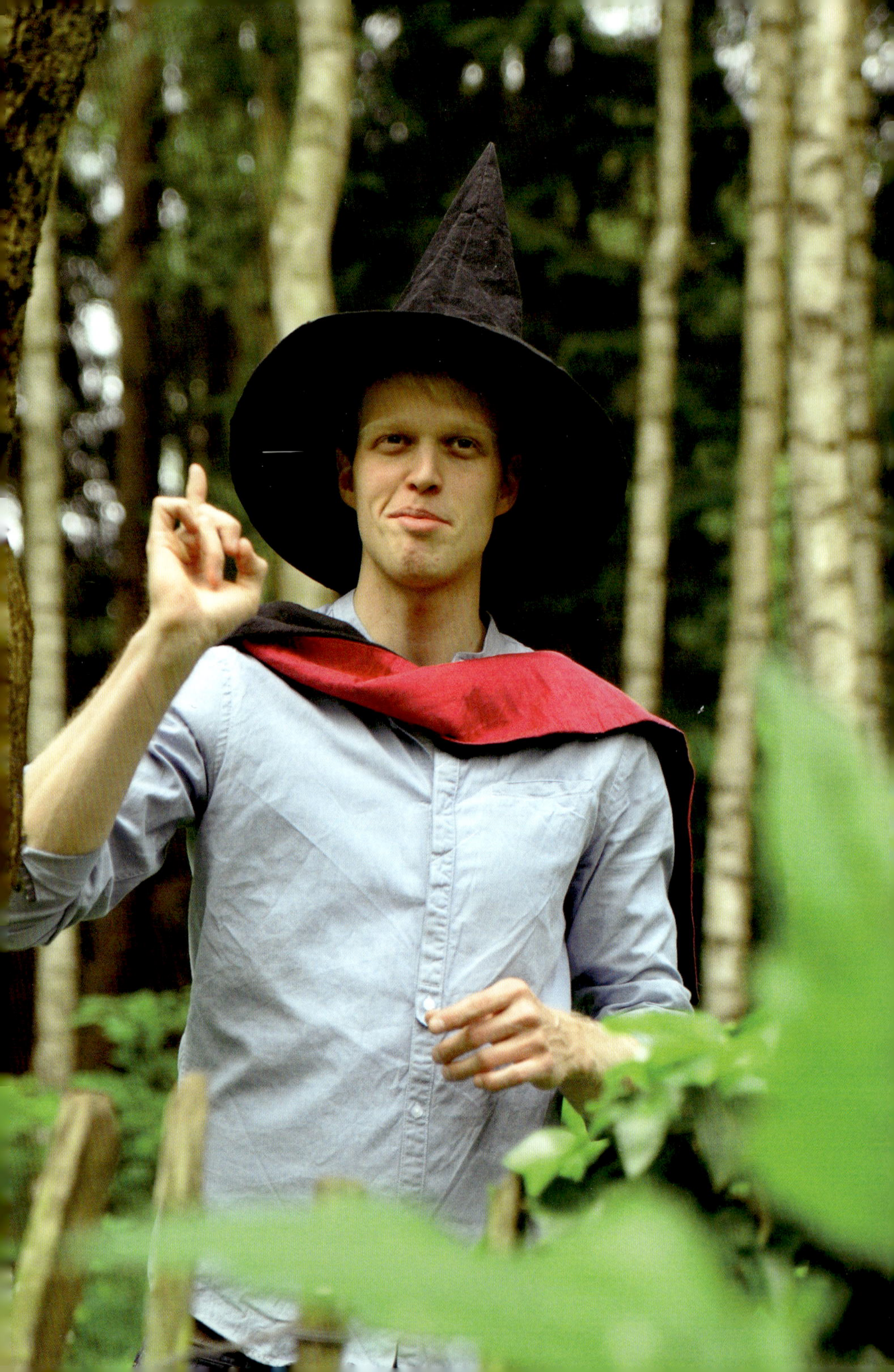

2

Abrakadabra - Fiete ist ein Zauberkünstler oder das Wunder der Verdauung

Du isst gern, ständig und viel. Und viel durcheinander. Das meinte ich mit: Finde deine „Ess-Struktur". Oft stopfst du mich auch ganz schön voll. Es schmeckt dir, außerdem halten Essen und Trinken Leib und Seele zusammen. Auch geht nichts über eine gepflegte Esskultur, wie ein Candle Light Dinner zu zweit. Im Laufe deines Lebens verzehrst du riesige, fast unvorstellbare Mengen. Zusammengerechnet sind das in etwa 70 Jahren zwischen 20 und 50 Tonnen. Diese Berge würden auf einen Vierzigtonner-LKW mit Hänger gerade mal Platz finden. Das muss ich alles verdauen und den anderen Darmis geht es nicht anders.

Was später nach etwa 24 Stunden davon als Endprodukt noch übrigbleibt, das sind dann pro Jahr an die 100 Kilogramm „Abfallprodukte".

Von allen Organen im Körper bin ich Weltmeister im Zaubern oder noch besser: Ich bin ein Verwandlungskünstler.

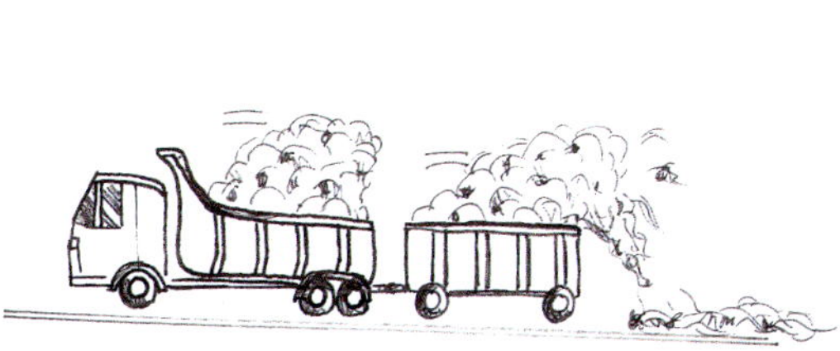

Das kennst du sicher vom Zirkus:

Der Zauberer lässt ein Kaninchen oder eine Taube in seinem Hut verschwinden und „Hokuspokusfidibus" wird plötzlich ein Blumenstrauß daraus. Das Publikum ist immer wieder verblüfft. Meine Zauberkunst ist kein Trick, sondern eher ein Wunder. Und das tagtäglich. Nur ist dir das gar nicht bewusst.

Ohne mich läuft nichts

Ich verwandele Speisen und Getränke jeglicher Art in Energie. Ohne meine Arbeit läuft nichts: weder das federleichte Heben eines Augenlides noch das Stemmen von schweren Gewichten!

Meine Verwandlungskunst

Hast du dir schon einmal Gedanken darüber gemacht, wie es möglich ist, dass aus einer Portion grünem Salat mit roten Tomaten und gelben Paprika oder einem Teller goldgelber Spaghetti mit Sauce Bolognese, die du mittags zu dir nimmst, in etwa 24 Stunden ein „Einheitsprodukt" entsteht.

Du solltest staunen, was ich in
der Zwischenzeit vollbracht habe.

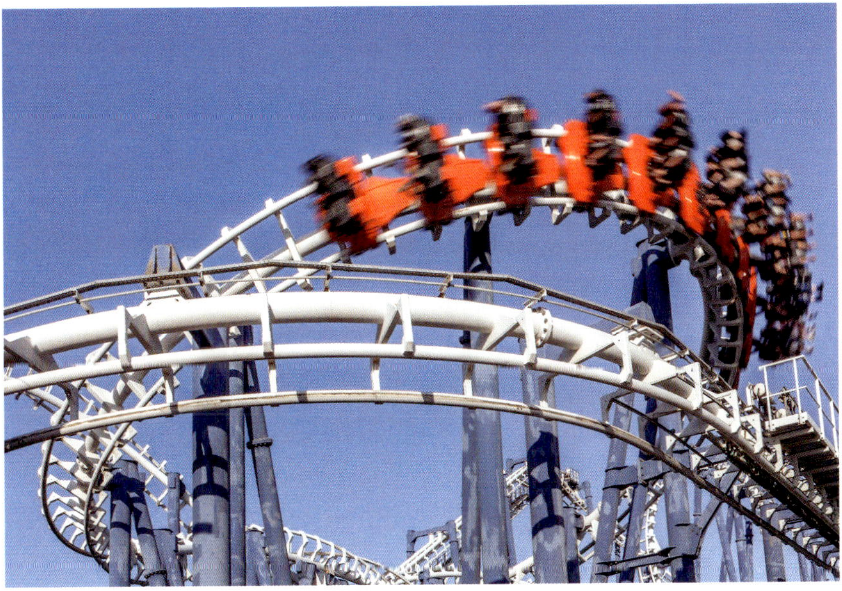

Die Achterbahnfahrt durch den Körper kann beginnen:

Los geht's! Was jetzt passiert, ist unvergleichbar.
Der erste Bissen ist wie der Wagen in der Berg-und-Tal-Fahrt, der bewusst in Gang gesetzt wird.

Nach dem Schlucken übernehme ich das Kommando und damit alle weiteren biochemischen Abläufe. Das beginnt mit dem Zerkleinern der Nahrung und dem weiteren Aufschließen – Umwandeln – Zuordnen – Entgiften – Verteilen und endet schließlich mit dem Entsorgen.

Natürlich habe ich Helfer, mit denen ich Hand in Hand arbeite, wie Galle, Leber und Pankreas. Die Bauchspeicheldrüse (Pankreas) hat die Aufgabe, Enzyme zum Zersetzen von Eiweiß, langkettigen Kohlenhydraten und Fett zu bilden.

und so läuft alles ab

So läuft dann alles ab:

Der Mund, wo mit dem ersten Bissen die Verdauung beginnt, ist als Tor zu unserem Inneren ein Wunderwerk für sich mit unendlichen vielen Talenten. Er vermittelt den Geschmack und kümmert sich um die Erst-Verarbeitung der Nahrung. Und er kann lächeln und küssen…
Die Zähne zerkleinern die Speisen.
Die Unterzungen-, Unterkiefer- und Ohrspeicheldrüsen produzieren Enzyme. Beim Kauen werden die Stärkemoleküle aus den Kohlenhydraten in Traubenzuckermoleküle „zerhackt“.
Die Zunge befördert das Essen weiter in den Rachen. Die zerkaute und eingespeichelte Nahrung gelangt nun durch den Schluckreflex in die Speiseröhre.
Die Muskulatur der Speiseröhre befördert nun alles zum **Magen**. Jetzt tritt der **Magenmund** in Aktion. Er ist ein kritischer Wächter: Er kontrolliert den Speisebrei beim Eintritt in den Magen und sorgt dafür, dass keine sauren Verdauungssäfte in die Speiseröhre gelangen.
Bei der Eiweißverdauung im **Magen** kommen die Flüssigkeiten Salzsäure und Pepsin zum Einsatz. Enzyme beginnen Eiweiße und Fette aufzuschließen. Krankmachende Bakterien, die auch mit der Nahrung in den Magen gelangen, können durch die Enzyme und die Salzsäure unschädlich gemacht werden.
Portionsweise wird der Speisebrei jetzt in den Dünndarm abgegeben. Im **Dünndarm**, der sich etwa sechs Meter durch den Körper schlängelt und schließlich in den Dickdarm übergeht, findet die wichtigste Verdauungsphase statt. Hier werden die Nähr- und Abfallstoffe gespalten. Für die Fettverdauung sorgt die Gallenflüssigkeit, die in der Gallenblase gespeichert und von der Leber produziert wird.
Nun beginnt das Zerlegen des Speisebreis in Nährstoffmoleküle:
Eiweiße in Aminosäuren, Fette in Fettsäuren und Glycerin und Kohlenhydrate in Glucose.
Die Millionen von Darmzotten nehmen die Nährstoffe samt Vitaminen und Mineralstoffen auf und leiten sie in die Blutbahn.
Der 1,5 Meter lange **Dickdarm** kümmert sich mit seinen Billionen von Darmbakterien nun um die schwere „Restarbeit“.
Der Dickdarm muss dem noch flüssigen Speisebrei Wasser und Salze entziehen, sie in den Körper leiten und die Abfallstoffe ausscheiden.

Dünn- und Dickdarm sind nicht doof

Ich verstehe nicht, dass bei meiner Namensgebung die Wissenschaft eher negative Begriffe benutzt hat. Das geht schon los bei den Speicheldrüsen und endet zum Schluss bei der Analdrüse. Oder der 12-Fingerdarm. Wer hat schon sechs Finger an der Hand?

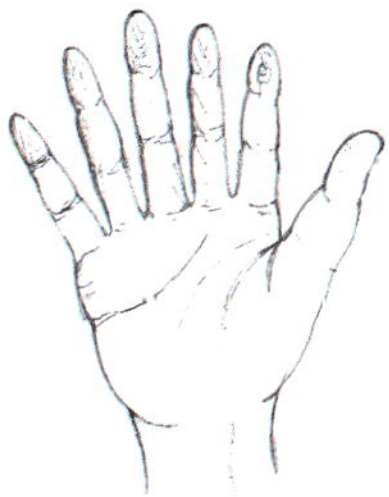

Bei Bakterien, den supertollen Heinzelmännchen im Darm, denkt man doch auch eher an Krankheiten.

Oder der Blinddarm: Darm und auch noch blind. Das ist auch nicht gerade aufwertend. Mastdarm. Verbindet man das nicht unweigerlich mit Mastschweinen?
Dick- und Dünndarm hören sich eigentlich auch an wie „Dick und Doof".
Und was ist mit dem Bauchfell? Soll man sich das wie ein Katzenfell vorstellen? Eigentlich absurd, dieses Fell ist keineswegs „haarig".
Lediglich die Darmflora vermittelt ein Gefühl von einer blühenden Pflanzenwelt.

Denk dir einen Namen aus!

So wie Jaris Darm einen Namen bekommen hat, kann jeder dieses tolle Organ für sich benennen. Das schafft Verbundenheit.

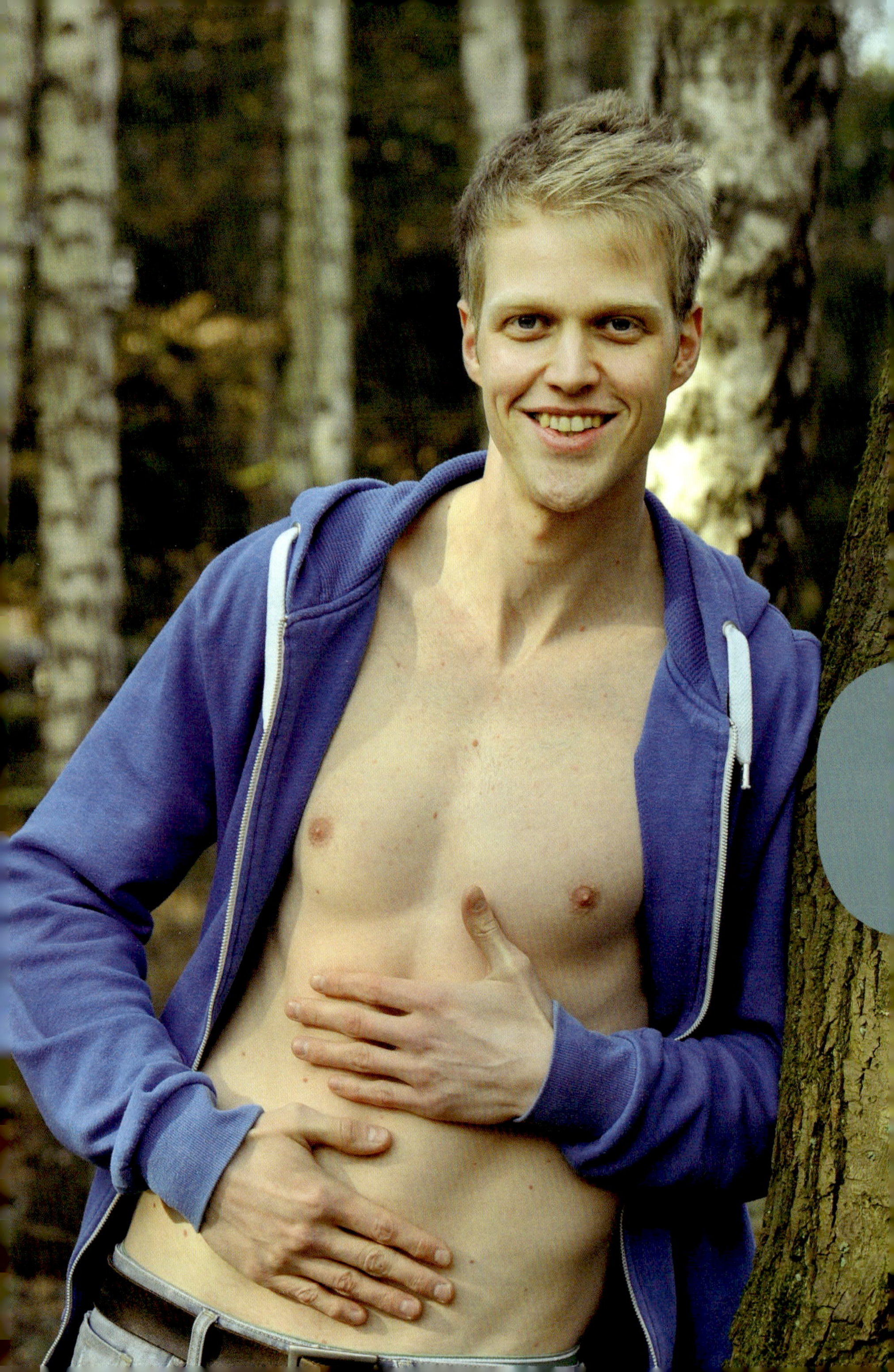

3

„Streichle mich"- Fiete und die sanfte Bauchselbstmassage

Ich bin wie all die anderen „Darmis" ein hochsensibles, fleißiges, verantwortungsbewusstes und vor allem liebebedürftiges Wesen, das auch mal berührt werden möchte.

Die uralte Massage

Das Massieren des Bauches ist übrigens so alt wie die Menschheit. Schon zu Urzeiten rieben sich die Menschen ihren Bauch. Kräuter und einfache Heilmittel – vor allem Wärme – halfen ihnen beim Verdauen, wenn sie zum Beispiel zu viel Fleisch gegessen hatten.

Aber ihr Menschen seid irgendwie merkwürdig geworden. Ihr habt Hemmungen, euren Bauch zu berühren. Aber das ändert sich ja jetzt zum Glück.

Die sanfte Bauchselbstmassage ist ein wahres Wundermittel. Man muss sich nicht schulen lassen oder selbst Therapeut sein.

Dr. Xaver Mayr lobt die manuelle Bauchmassage

Nach Dr. Franz Xaver Mayr bewirkt die „manuelle Bauchmassage“ die Steigerung der Darmtätigkeit, die Aufnahme von Nährstoffen in das Blut geht intensiver und umgekehrt wird die Ausscheidung von Schlacken in den Darm gefördert. Schon nach kurzer Behandlungszeit zeigt sich eine messbare Verkleinerung des Leibes, eine Rückbildung des Zwerchfellhochstandes.

Blut und Lymphflüssigkeit, die sich an erkrankten und entzündeten Stellen gestaut haben, gelangen dadurch in den Blutkreislauf und sauerstoffreiches Blut bzw. frische Lymphe ersetzen sie. Entzündliche Prozesse können sich zurückbilden und Druckschmerzen verschwinden. Durch den intensiv arbeitenden Darm und die Reinigung des Blutes glätten sich Falten und der Gesichtsausdruck wird frischer und rosiger.

Vorbeugend gegen viele Krankheiten

Wissenschaftlich hat die Ärztin Dr. Renate Collier (1919-2003) in zahlreichen Aufzeichnungen bewiesen, dass gerade die Bauchselbstmassage in Verbindung mit der „Entsäuerung des Körpers“ ein erfolgreiches Mittel zur Vorbeugung vieler Krankheiten ist.

Vorbeugend gegen viele Krankheiten

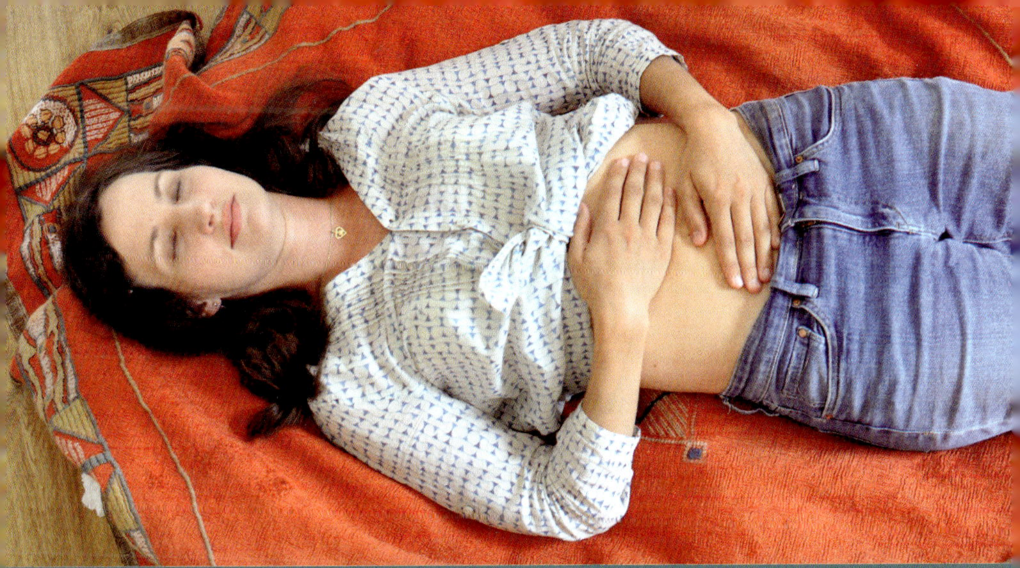

Das alles schafft die sanfte Bauchselbstmassage

- Ein „rundherum besseres Wohlbefinden“, mehr Kraft, mehr Gelassenheit, schon nach einigen Tagen.
- Einen schlankeren, strafferen Bauch; bis zu zwei Zentimeter in wenigen Wochen.
- Die Haut im Gesicht und am Körper wirkt insgesamt straffer.
- Die Taille wird wieder sichtbarer, Fettpölsterchen verschwinden.
- Das Immunsystem wird gestärkt.
- Kopf und Bauch (die beiden Gehirne) kommen in Harmonie. Das vermittelt ein Gefühl von Zufriedenheit.
- Cellulite an Beinen und Oberschenkeln reduziert sich.
- Die Verdauung regelt sich positiv.
- Völlegefühl oder Blähungen lassen nach.
- Die Durchblutung wird gefördert, die Beine fühlen sich leichter an.

- Unterschiedlichste Schmerzen, vor allem Verspannungen im Rücken-, Nacken- und Kopfbereich, lösen sich auf.
- Migränebeschwerden verringern sich oder die Migräne wie auch andere Kopfschmerzen können auf Dauer beseitigt werden.
- Ohrengeräusche werden leiser oder sind nicht mehr da.
- Falten reduzieren sich. Die Folge: ein entspannter, freundlicher Gesichtsausdruck.
- Stress und Sorgen können leichter bewältigt werden.
- Ein sanftes Mittel gegen Einschlafprobleme und Schlaflosigkeit.
- Die Konzentrationsfähigkeit nimmt zu.
- Hämorrhoidenleiden werden deutlich besser.
- Der Körper wird entsäuert.
- Der Darm wird „grundgereinigt". Was an Unverdaulichem oft jahrelang in den fast 900 Darmwindungen liegengeblieben ist, lockert sich und wird ausgeschieden.
- Schöne, aber auch traurige Erinnerungen aus der Kindheit kehren ins Bewusstsein zurück und können verarbeitet werden.
- Das Selbstbewusstsein verändert sich. Das bedeutet: Durch die Massage entsteht eine neue positive Einstellung zum eigenen Körper. Man ist nicht mehr so kritisch mit sich selber.
- Man lebt bewusster, intensiver, findet zu seinen Wurzeln zurück und das Bedürfnis, sich gesünder, nahrhafter und natürlicher zu ernähren, stellt sich ein.

Fietes Rat:

Weitersagen! *Anderen von der sanften Bauchselbstmassage und ihren wunderbaren Wirkungen erzählen und vormachen.*

Fang also an!

Manchmal wird die sanfte Bauchselbstmassage kompliziert dargestellt. Dabei ist sie wirklich einfach. Darum fang einfach an und vor allem: Nichts erzwingen wollen. Die Erfolge kommen von ganz allein.

Mach es dir gemütlich

- Mit einem guten Gefühl und einer zufriedenen Stimmung nimmst du dir Zeit für dich.
- Lüfte noch mal dein Zimmer. Frische Luft, Sauerstoff ist wichtig. Du machst es dir richtig gemütlich, in deinem Bett, auf dem Sofa, dem Liegestuhl, auf einer Decke im Garten, auf der Wiese oder am Strand. Die Umgebung sollte angenehm warm sein.
- Nimm dir zwei Sofakissen mit, evt. eine Decke, gerollt, als Unterlage für die Knie.
- Leg deinen Kopf auf ein nicht zu hohes Kissen.
- Achte auf warme Füße und natürlich warme Hände.
- Und dann träume vor dich hin, entspanne ganz tief und du wirst sehen, du beginnst von allein, tief in deinen Bauch zu atmen.

Aller Anfang ist leicht

Nun hast du bereits die erste Kommunikation zwischen deinem Bauch und deinem Kopf hergestellt. Das Zwerchfell – dieser starke Muskel zwischen Brustfell und Bauch– beginnt „ganz nebenbei“ durch die Atembewegung mit der ersten sanften Massage.

Durch die Auf- und Abbewegung werden auf natürliche Weise die Gallenblase, die Leber, die Bauchspeicheldrüse, die Milz und der Darm massiert. Wenn sich die Blockaden hier lösen, entsteht eine wohltuende Harmonie. Durch mehr Sauerstoff werden Glückshormone ausgeschüttet.

Sanft und nicht klatsch bum

Schließe die Augen. Lege nun die Handflächen auf den nackten Bauch, direkt auf die Haut.
Nicht „klatsch bum“, sondern ganz sanft und mit dem guten Gefühl: „Jetzt tue ich mir was Gutes“.
Langsam und bewusst tief ein- und ausatmen. Die Hände liegen federleicht auf dem Bauch und passen sich der Atembewegung an. Ein erstes schönes Aha-Gefühl stellt sich ein. Die immer auf Hochtouren laufende Kopfzentrale schaltet ab.

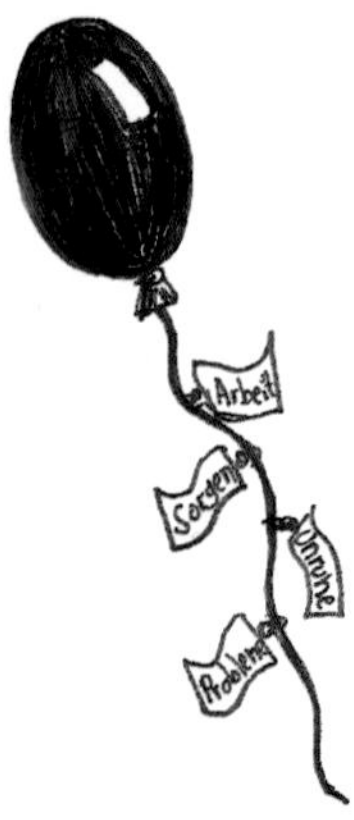

Ein Luftballon hebt ab

Ein Trick: Kinder binden manchmal am Geburtstag Wunschkarten an die Schnur eines Luftballons und lassen ihn so in den Himmel fliegen. Wir hängen symbolisch nun unsere Gedanken und Überlegungen an das Band. Sie schweben sanft davon. Auch Gefühle wie Angst oder Ungeduld kann man dem Ballon mitgeben.

Eine kleine „Trockenübung" für die richtige Massagetechnik

Ganz wichtig, bevor die Hände beginnen

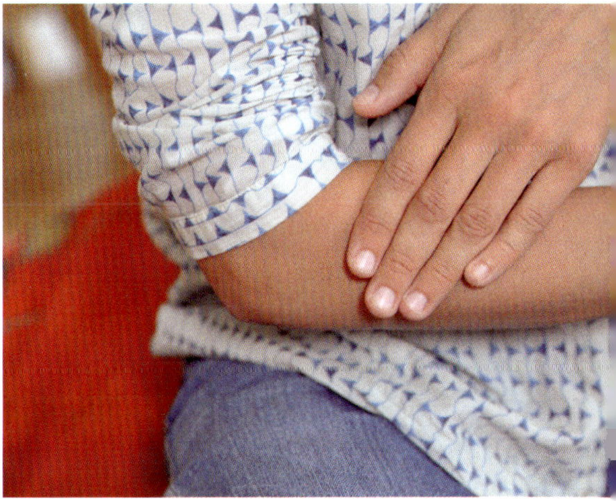

Die Hände streicheln nicht über die Bauchhaut, sondern sie *verschieben* sie sanft!

Dadurch kommt es zu einem direkten Kontakt, einer Berührung des Darms.

Um dieses Verschieben zu verstehen, hilft folgende kleine Übung, die man natürlich *vor* der eigentlichen Massage praktiziert hat:

Man legt die Finger der rechten Hand auf die Oberseite des linken Unterarms und macht langsam kleine, kreisende Bewegungen. Wenn du reibende Geräusche hörst, ist es verkehrt. Dagegen ist es richtig, wenn man seine Sehnen und Muskeln spürt und sich seitlich neben der kreisenden Hand kleine Hautfalten auf dem Arm bilden. Dann kann man versuchen, die Kreise zu vergrößern; dabei nicht schneller werden. Genau diese Bewegung soll auf den Bauch übertragen werden.

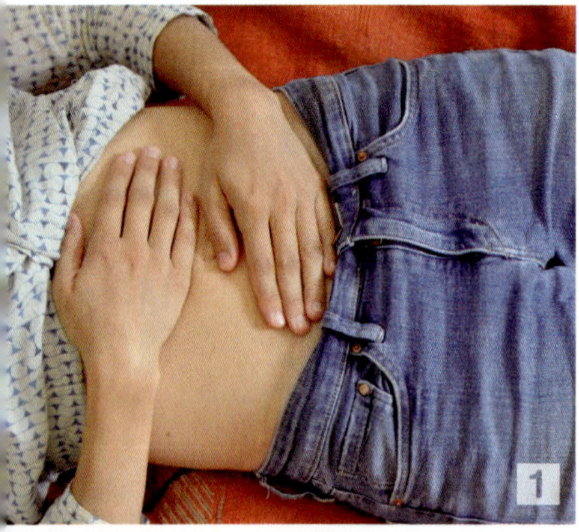

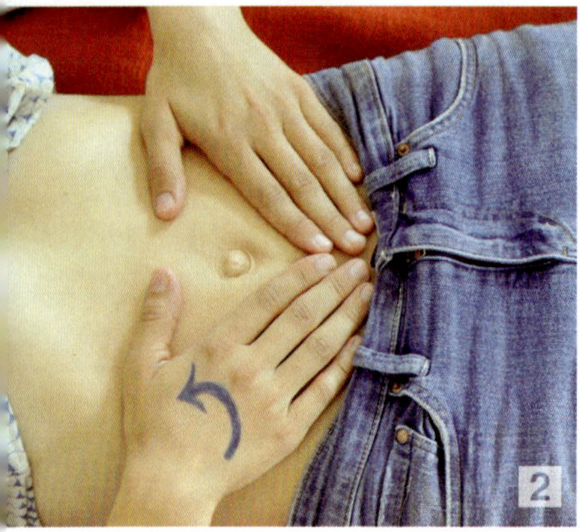

So wird massiert

1.

10-12-mal tief ein- und ausatmen und die Hände auf dem Bauch ruhen lassen. Sie passen sich leicht der Bewegung des Atmens an und verschmelzen mit dem Bauch.

2.

Nun sortieren sich die Hände: Sie bilden ein Dreieck um den Bauchnabel. Die rechte Hand beginnt mit dem Rotieren, dem Verschieben der Bauchhaut gegen den Uhrzeigersinn (aus der eigenen liegenden Perspektive gesehen), sanft und ohne Druck.

Den eigenen Rhythmus finden

Zur Erleichterung für den Anfang langsam im Kopf zählen: 21, 22, 23... Schon bald findet jeder seinen eigenen Rhythmus.

Wichtig! Der Kontakt zwischen Händen und Bauch bleibt die ganze Zeit erhalten. Von außen ist die Bewegung kaum wahrzunehmen. Die sanfte Bauchselbstmassage ist nicht zu vergleichen mit anderen Massagen, bei denen die Hände aktiv kneten.

Dieser erste Schritt kann zwischen zwei bis drei Minuten lang dauern, wie es jedem gefällt.

3.

Die rechte Hand ruht sich nun aus, während die linke das sanfte Kreisen übernimmt. Wieder in Richtung Kopf.

4.

Ein kurzes Innehalten, stilles Wahrnehmen: Beide Hände bewegen sich nun gleichzeitig gegeneinander, wie ein gleichmäßiges Uhrwerk.

5.

Nun bewegen sich die Hände in verschiedenen Positionen und behalten dabei den Kontakt zum Bauch: Die rechte Hand gleitet sanft zum Oberbauch und beginnt zu kreisen.

6.

Zur Orientierung: Der kleine Finger der rechten Hand liegt oberhalb des Bauchnabels. Der Daumen der linken Hand liegt am Bauchnabel, der kleine Finger oberhalb des Schambeins.

Während die rechte Hand ruht, kreist die linke.

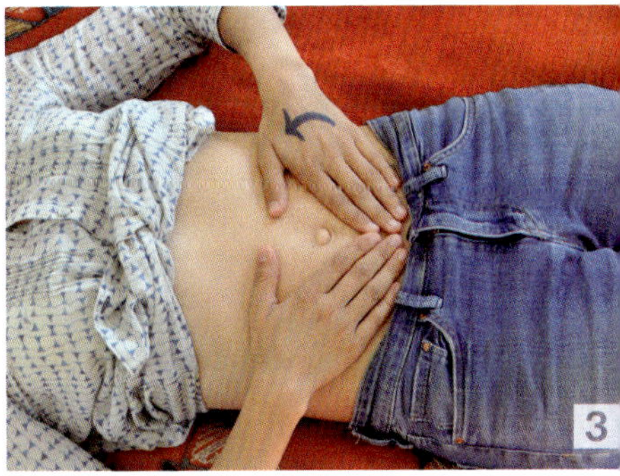

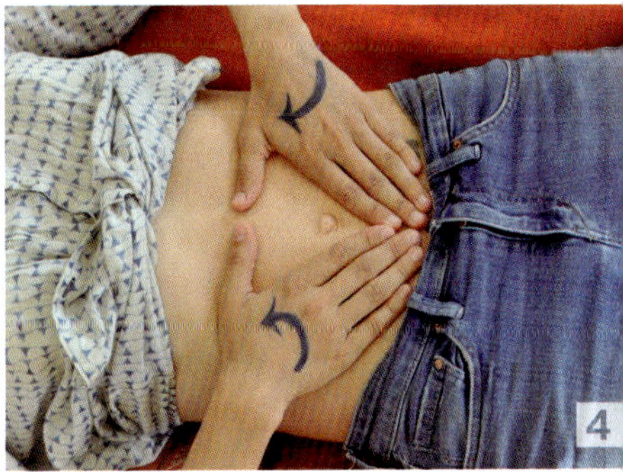

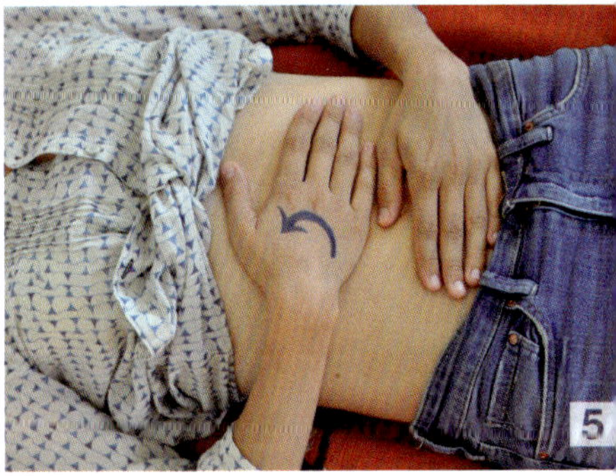

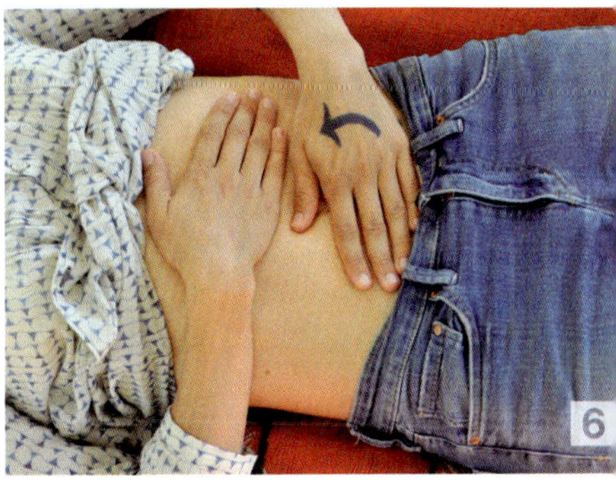

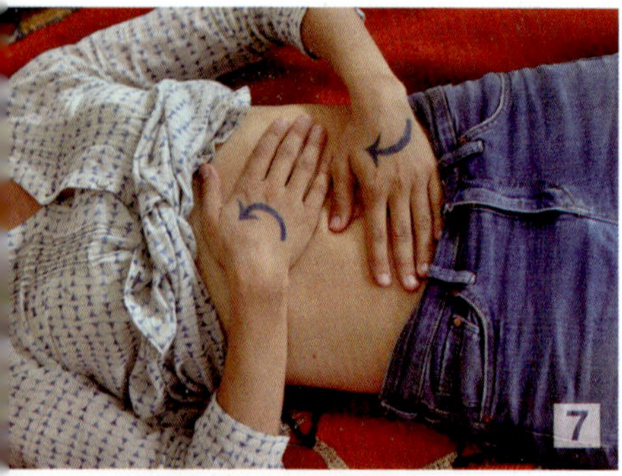

7.

Nun bewegen sich beide Hände gleichzeitig kreisend gegeneinander, wobei die Dauer nach Belieben verlängert werden kann. Nicht das tiefe Atmen vergessen!

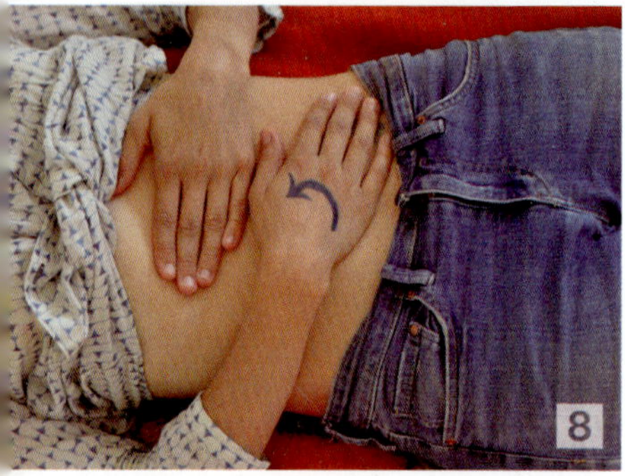

8.

Nun tauschen die Hände ihre Stellungen, während sie dabei die Bauchhaut weiter berühren. Nicht die Hände anheben. Die rechte Hand kreist behutsam.

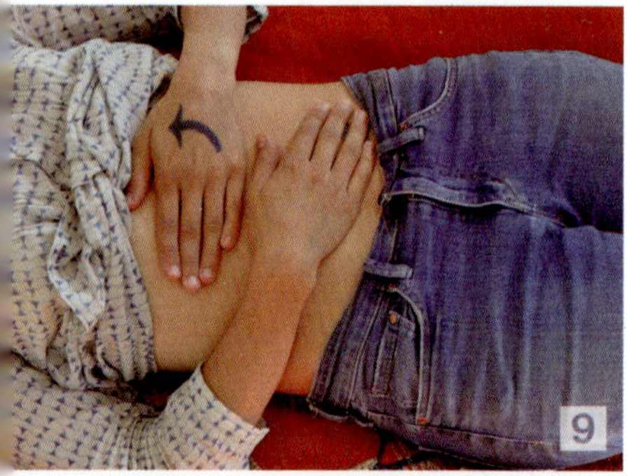

9.

Nun übernimmt die linke Hand das Massieren.

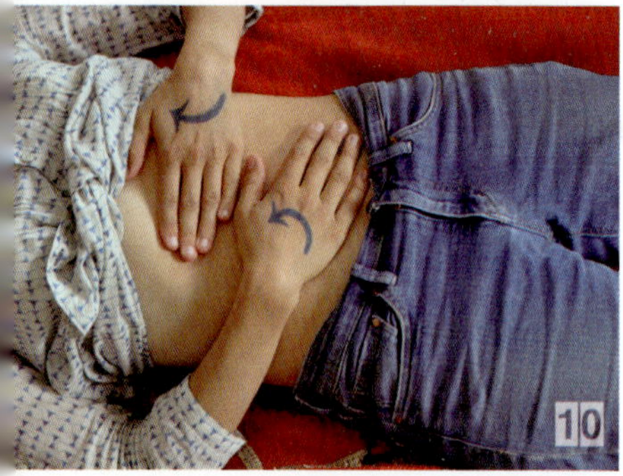

10.

Die rechte und die linke Hand massieren nun den inzwischen entspannten Bauch gleichzeitig und lassen das Kreisen ausklingen.

Zum Abschluss

Wenn die Hände zur Ruhe kommen, rutschen sie ein wenig zur Seite und streichen mit der Handkante den Bauch liebevoll nach vorne aus. Dann hat auch der Dickdarm etwas von der Massage.

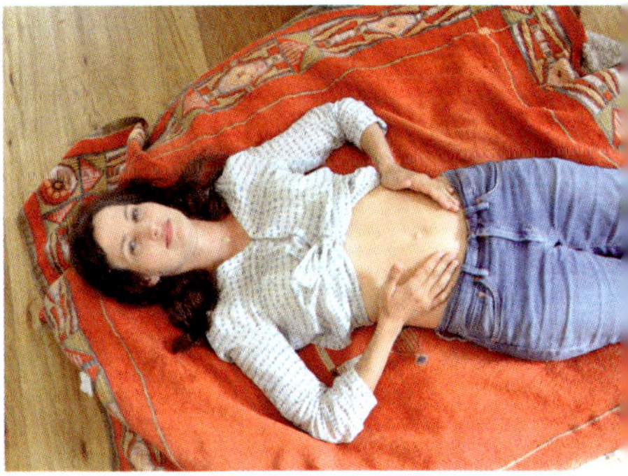

Auch kleine Darmis lieben die Bauchmassage

Fast alle Mütter streicheln intuitiv den kleinen Bauch, wenn ihr Baby Bauchkrämpfe hat und schreit. Diese Massage ist ein gutes Mittel gegen Blähungen und Krämpfe. Mit dem leichten Mandelöl geht es besonders gut. Die warmen Hände leicht einreiben und sanft den Bauch kreisförmig massieren.
Hier aber nicht die Bauchhaut verschieben
Man kann die Fingerkuppen oder die ganze Hand verwenden. Wichtig ist ein ganz leichter Druck ohne ruckartige Bewegungen. Eltern ist zu empfehlen, dass sie ihre Kinder frühzeitig an der eigenen Bauchselbstmassage teilhaben lassen. So spüren die Kinder, dass es etwas Positives ist, das zum Alltag gehört. Ältere Kinder lernen rechtzeitig, wie wohltuend die sanfte Bauchselbstmassage ist. Sie profitieren davon bis ins hohe Alter.

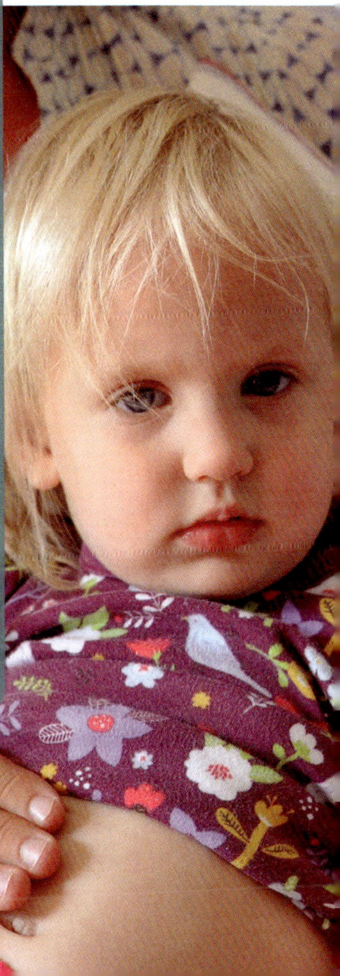

Jeder findet seine Massage

Nach dem ersten Üben, bei dem diese einfache Anleitung hilfreich sein kann, findet jeder zu seiner individuellen sanften Bauchselbstmassage. Der gefühlvolle Darm gibt eine Richtung vor, die ihm gefällt und darauf sollte man sich ruhig einlassen.

Das Gleiche gilt für die Dauer der Massage. Auch das kann jeder – im Einklang mit seinem Darm – handhaben. Wenn man dabei einschläft, ist es auch gut. Das ist ein Zeichen von Entspannung.

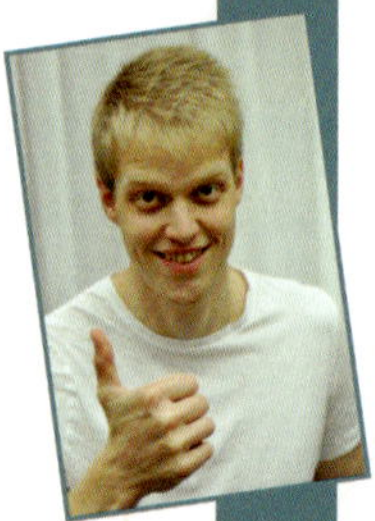

Fietes Tipp:

Leicht und locker ist am wichtigsten.

Die sanfte Bauchselbstmassage ist wohl das effektivste, leichteste und einfachste Mittel, deinen eigenen Darm zu verwöhnen und ihn gesund zu halten.

Geht es deinem Darm nicht gut, kann er sich dadurch regenerieren. Sie ist keine Pflicht, sondern ein Vergnügen. Diese Wohltat schenkst du dir und freust dich jedes Mal wieder darauf. Darum kannst du schon mal tagsüber – zwischendurch – sanft die Hände auf den Bauch legen und in dich hineinfühlen.

Mit Musik geht alles leichter

Musik und harmonische Klänge sind eine schöne, beruhigende Untermalung der sanften Bauchselbstmassage.

Doch Vorsicht: Es kommt auf den Takt an. Bei dem Dahinfließen in die liebevolle, sanfte Massage stören Rock, Pop und Heavy Metal.
Sogar ein Walzer treibt die Hände zu sehr an.

Ideal als Musikbegleiter sind „Om-Töne“ oder sanfte Klavierklänge. Es eignen sich auch ruhige Mantras. Ähnlich wie beim Sport gilt, dass jeder seine eigene Massagemusik findet. Je gleichmäßiger und ruhiger, desto besser. Das hilft den Händen, einen ruhigen Rhythmus zu finden.
Eine eigene innere Melodie ist ebenfalls eine Möglichkeit, einen entspannten Rhythmus in die Massage zu bringen. Man kann auch langsam zählen: 21, 22, 23... oder sich einen eigenen Satz ausdenken, wie *„Einmal um den ganzen Bauch...“*

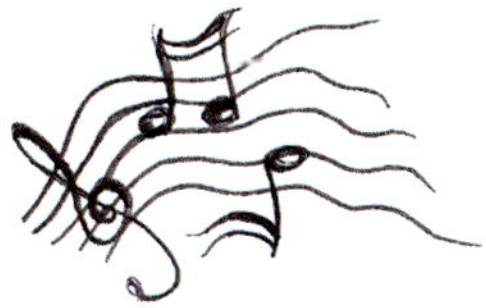

Fietes Musiktipps:

Bill Douglas:
A place called morning
Ludovico Einaudi:
Primavera
und die
Meditations-CD von Werner Vogel

Die sanfte Bauchselbstmassage mit Öl

Da bei der Massage die Bauchhaut leicht mit der Hand über den Darm verschoben wird, kann eine zu dicke Ölschicht störend sein und der positive Effekt verringert sich. Je nach Vorliebe ein Massageöl mit einem angenehm sanften Aroma wählen. Es eignen sich auch kalt gepresste Mandel- oder Arganöle. Diese pflegen gleichzeitig die Haut. Genauso gut geht die Massage auch ohne Öl und man reibt abschließend ein wenig Öl zur Pflege in die Haut ein.

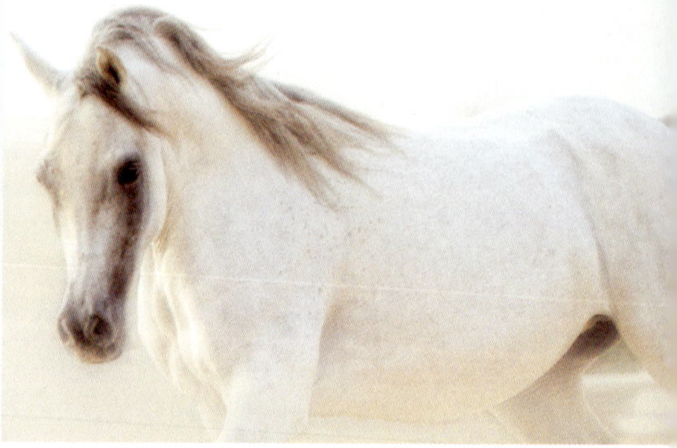

So bitte nicht!

Die sanfte Bauchselbstmassage ist eine Wohltat. Und Schönes soll man genießen.
Das ist so ähnlich wie mit dem Reiten: Ist der Reiter schlecht gelaunt, gestresst, gereizt oder ungeduldig, sollte er an diesem Tag nicht auf sein Pferd steigen. Seine Stimmungen – die guten und die schlechten – übertragen sich direkt auf das sensible Lebewesen Pferd.

Und Fiete ist mindestens so empfindlich wie ein hochsensibler edler Araber, wenn nicht noch mehr.

Unter deinem Nabel – es ist kaum vorstellbar – befindet sich eine Wunderwelt mit etwa 100 Millionen Nervenzellen.

Darum

Immer liebevoll und guter Dinge mit der sanften Bauchselbstmassage beginnen. Nie etwas erzwingen wollen durch zu schnelle, zu kräftige und abrupte Bewegungen. Kalte, verspannte Hände mag Fiete überhaupt nicht.
Nicht mit vollem Magen massieren.
Wenn Fiete gerade mit seiner Verdauungsarbeit beschäftigt ist, will er nicht auch noch massiert werden. Beim Verdauen hilft eher sanftes Streicheln. Auch ein Hungergefühl kann man nicht wegmassieren.

So wohltuend: die sanfte Bauchmeditation

Stille erfahren und die eigene Tiefe fühlen.
Sicher hast du davon gehört, was Meditieren bedeutet.
Wenn es bereits ein Teil deines Lebens ist, genießt du bereits inneren Frieden, den es vermittelt.

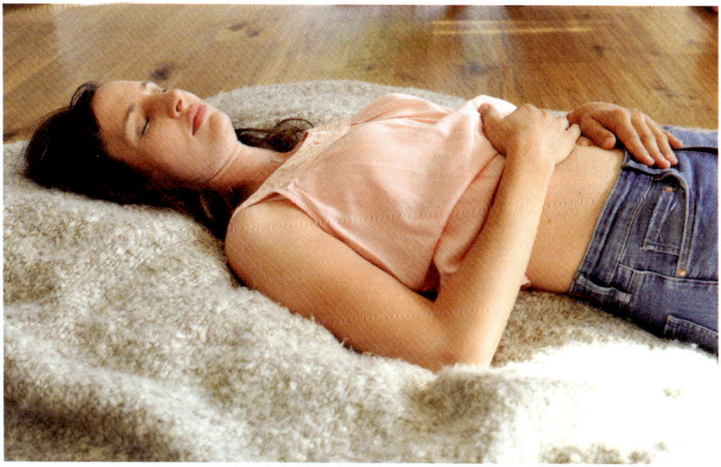

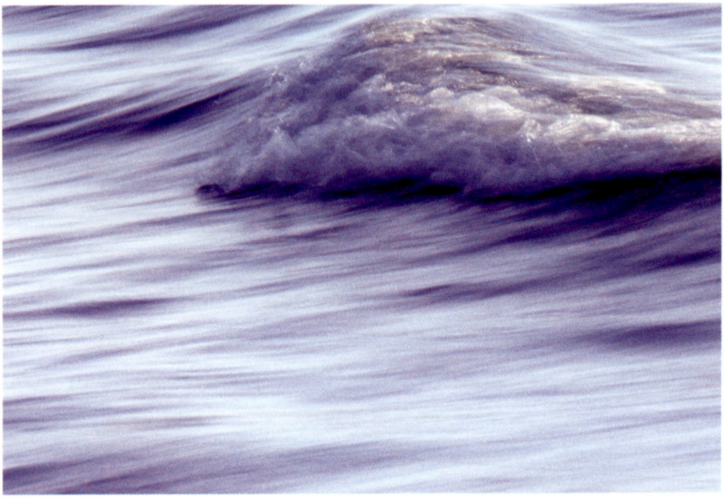

Eine wunderbare Ergänzung

Mit der Bauchmeditation kannst du die sanfte Bauchselbstmassage, wann immer du das Bedürfnis nach Stille und Geborgenheit hast, beginnen oder abschließen. Du erfährst dabei die Leichtigkeit deines Körpers und seine feinsten Schwingungen.

Es ist so leicht:
Du legst dazu die geöffneten Hände nach unten auf deinen Bauch und lässt ein inneres Lächeln deinen Körper durchströmen.
Dein Atem wird ruhiger und immer tiefer.
Dann wanderst du in Gedanken durch deinen ganzen Körper-von den Füßen bis zum Kopf. Du lässt los.
Vielleicht erscheinen angenehme Farben oder Formen vor deinem inneren Auge. Lass das wohlwollend zu.
Du bist im Fluss mit dir, deinem Geist und deinem Körper.

Du genießt die friedliche Stille, die sich immer mehr ausbreitet. Keine Gedanken stören dich.
Es tut so wohl. Diese Stille ist mehr als nur Ausruhen: Es ist eine Rückkehr zum Ursprung.
Wenn deine Aufmerksamkeit nachlässt, findest du mit einigen tiefen Atemzügen zu dir zurück.
Fühl dich aufgehoben in dem tiefen Sein und einer wunderbaren Liebe, die alles gut sein lässt und die dich umhüllt.
Du erkennst, wer du wirklich bist, wer du sein möchtest, und du wirst dir deiner wunderbaren Kräfte und Gaben bewusst.
So fühlst du dich eins mit dem Leben, mit der Natur und allen Menschen, die du liebst.
Nach diesem Ausflug in die Stille kehrst du mit einem neuen liebenden Gefühl und neuer Energie mit einigen tiefen Atemzügen in die Gegenwart zurück.

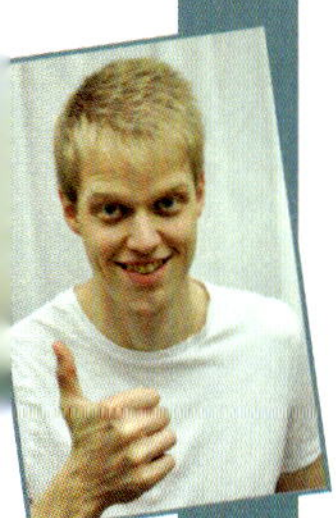

Fietes Tipp:

Die Bauchmeditation ist ein wunderbarer Weg zu neuer Energie und Ruhe. Verbinde möglichst oft die sanfte Bauchselbstmassage mit ihr.

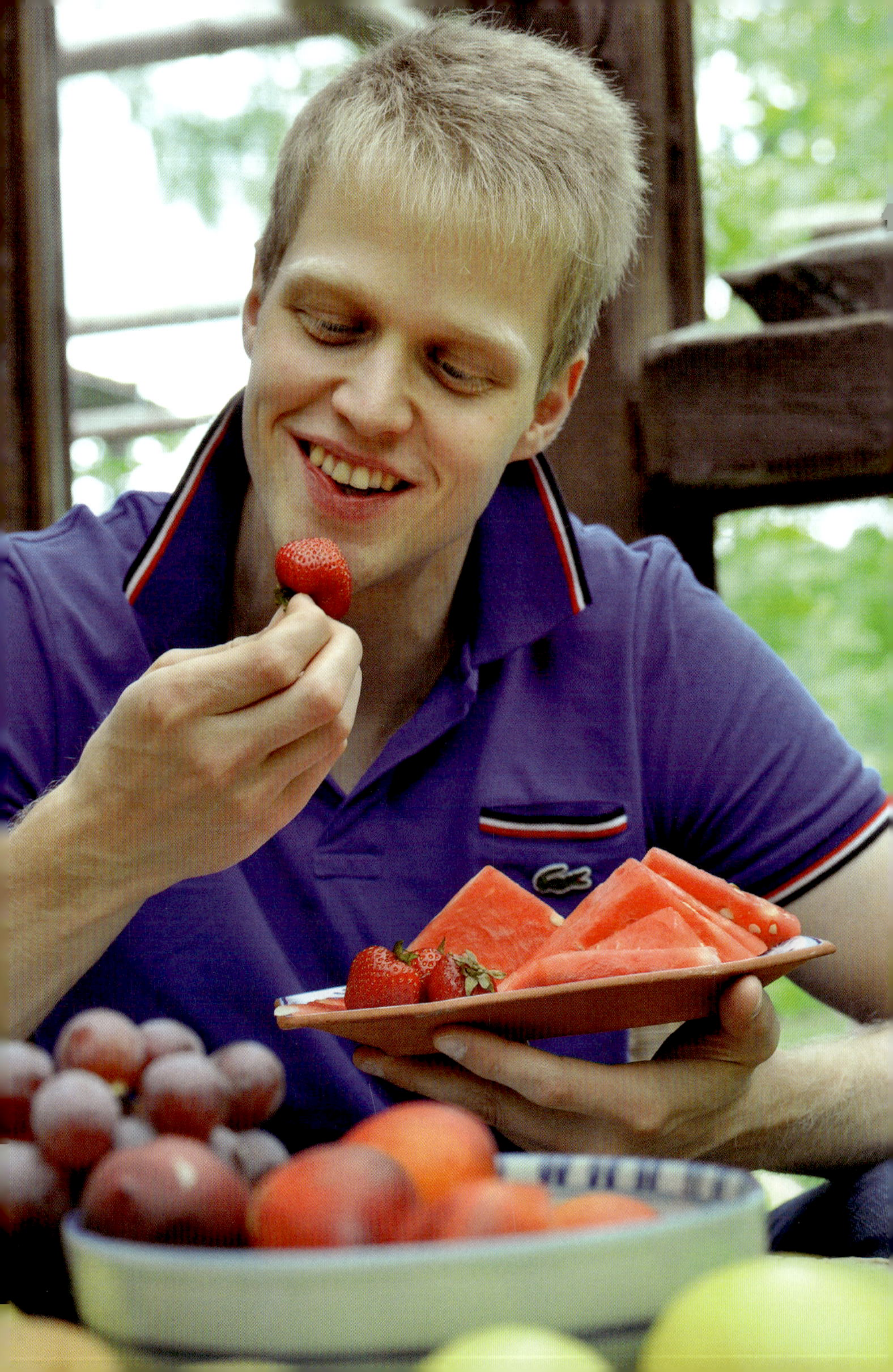

4

Fiete ist ein Gourmet!

Das Beste ist für ihn gerade gut genug

„Eure Nahrungsmittel sollten Heilmittel – und eure Heilmittel sollten Nahrungsmittel sein."

Hippokrates von Kos

Diese geniale wie zeitlose Aussage machte vor mehr als 2000 Jahren der berühmteste Arzt der Antike. Wie recht er hatte! Denn dein und mein ganzes Leben hängen davon ab, was du zu dir nimmst.

Während es den Menschen früher vor allem darum ging, zu essen, was ihren Körper beim harten Überlebenskampf und der schweren Arbeit nährte und stärkte, musst du dich heute entscheiden:

Welche Lebensmittel sind wichtig für dein Wohlbefinden und welche solltest du vermeiden, weil sie krank machen können. Alles sieht so lecker aus, duftet verführerisch – und du bekommst ständig Appetit. Du isst, auch ohne Hunger, bist dann sauer auf dich und wirst auch noch dick.

Millionen Menschen können heute nicht mehr erkennen, was ein Geschenk von Mutter Natur ist oder eine chemische Fälschung. Den Lebensmittelkonzernen ist es egal, dass die Gesundheit der Menschen dabei auf der Strecke bleibt und wir Darmis schlapp machen. Hauptsache der gigantische Umsatz steigt weiter.

Das solltest du nicht länger mitmachen!

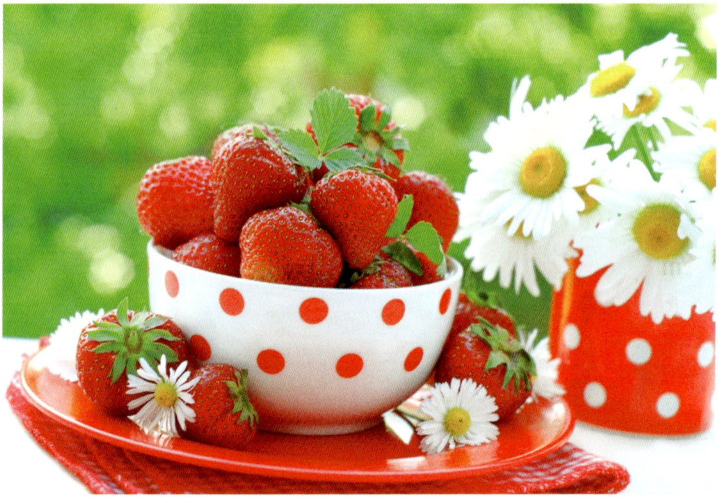

Die Natur-Apotheke ist international

Wie zur Hippokrates Zeiten steht dir auch heute ein riesiges Angebot an „lebenserhaltenden und -verlängernden Nahrungsmitteln" mit ihren reichhaltigen Nähr-, Wirk- und Heilstoffen wie eine riesige Natur-Apotheke zur Verfügung.
Dieses natürliche Lebensmittelsortiment hat sich im Gegensatz zu den Zeiten deiner Urgroßeltern durch weltweite Import- und Transportmöglichkeiten um wertvolle Naturschätze wie exoti-

sche Beeren, Pilze, Gewürze, Teesorten, Früchte, Algen, Pflanzen usw. enorm vergrößert. Sie sind prall gefüllt mit natürlichen Inhaltsstoffen, deren Nutzen sich viele Naturvölker bis heute zu eigen machen. Nie zuvor gab es so viele Möglichkeiten, sich gesund zu ernähren (aber auch nie so viele, vom Essen krank zu werden).

Was sind bitte Shitakepilze?

Bis sich die Menschen ohne Vorbehalte an exotische Kostbarkeiten wie Gojibeeren, Shitakepilze oder Chia-Samen trauen, lassen sie sich zuvor gern von Forschungsberichten in Zeitschriften aufklären.

Ebenso kritisch waren deine Vorfahren den ersten Bananen gegenüber, die 1892 über den Ozean nach Hamburg geschippert wurden.

Es dauerte nicht lange, bis gerade Deutschland zu einer „Bananenrepublik" wurde – mit einem Pro-Kopf-Verbrauch von 14 Kilogramm pro Jahr.

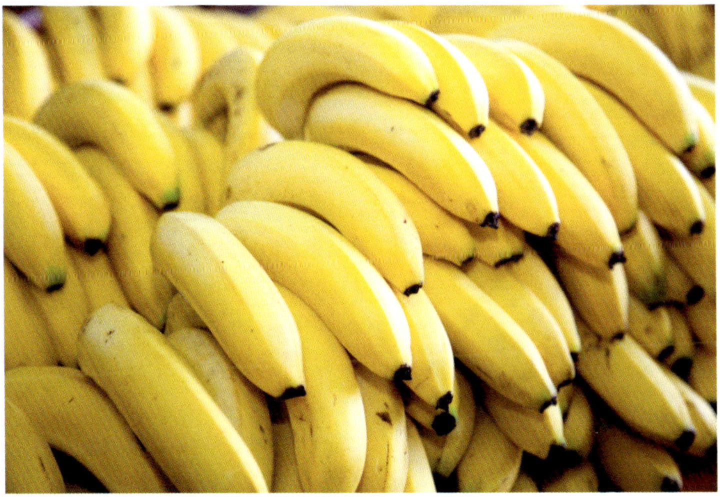

Fiete als Wegweiser im Essens-Labyrinth

Warum entscheidest du dich nicht für Gesundes, da Nahrungsmittel wie Haferflocken, Kartoffeln, Äpfel, Leinöl usw. auch noch erschwinglich sind?
Wer will schon so etwas Einfaches essen, wenn die Palette des Angebots von Bestfood über Funcitonal Food, Colour Food, Mood Food, Slow Food, Aphrodisiac Food, Bitter Food bis Fast Food und mehr reicht.

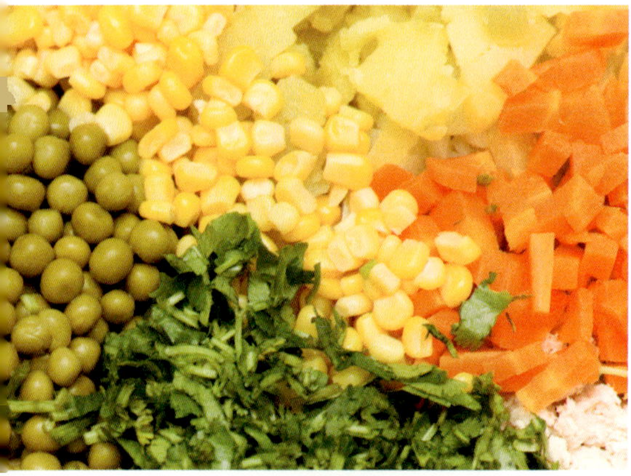

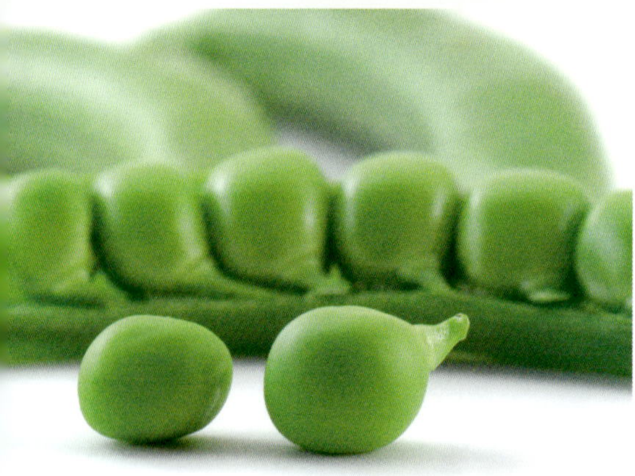

Du bist verwirrt, lässt dich manipulieren und hörst nicht mehr auf mich und dein Bauchgefühl. Viele bearbeitete Lebensmittel sind heute so etwas wie „Kunstwerke". Millionen Menschen lassen sich beeinflussen und muten gerade ihrem Darm statt Naturkost Chemieprodukte zu.
Dafür sind ich, Fiete, und die anderen Darmis, nicht vorgesehen und wir wissen nichts damit anzufangen. Was allerdings für dich bleibt, ist das Essvergnügen und das nicht enden wollende Hungergefühl.

Fietes „Achtsam-Essen-Vorschläge“

1. Essen soll Genuss sein. Deshalb widme dich mit allen Sinnen jeder Mahlzeit: mit den Augen das Mahl vor dir bewusst und mit Freude wahrnehmen, den Duft aufnehmen, mit den Lippen und der Zunge berühren und schmecken und jeden Bissen bewusst genießen. Weißt du eigentlich, wenn du gerade in einen Apfel beißt, wie lange es gedauert hat, bis aus einem Kern ein Baum heranwuchs und an ihm diese Frucht reifte?

2. Iss niemals aus Langeweile, sondern nur, wenn du Appetit verspürst und dein Körper neue Nahrung braucht.

3. Richte dich nach den Jahreszeiten, was sie „auf den Tisch bringen“. Kirschen reifen nun mal am besten bei Sommersonne und nicht im Winter. Und Grünkohl versteht sich gut mit Frost. Frische naturbelassene Lebensmittel sind unübertroffen gut.

4. Trinke besser zwischen den Mahlzeiten, nicht dazu. Nach dem Essen wirkt ein Espresso verdauungsfördernd.

5. Erst schlucken, dann sprechen oder auch mal schweigend genießen.

6. Gewöhne dich daran, regelmäßig zu essen. Das freut mich, denn dann kann ich mich auf bestimmte Arbeitszeiten einstellen. Das beugt auch Heißhungerattacken vor und du naschst nichts Ungesundes zwischendurch.

7. Zwischen den Mahlzeiten sollte möglichst eine Pause von vier Stunden liegen.

8. Nach 18 Uhr mag ich kein schwer verdauliches Essen mehr. Sonst muss ich eine Nachtschicht einlegen und du schläfst nicht gut.

9. Höre rechtzeitig mit dem Essen auf. Iss nicht weiter, wenn du satt bist. Ein Trick: Benutze besser einen kleinen Teller. Auf einem kleinen Teller sieht eine Mahlzeit immer nach mehr aus. Auf riesigen Tellern verliert sich das Essen und man füllt gern nach.

10. Nimm dir Zeit zum Essen und mach nicht mehrere Sachen gleichzeitig. Essen und gehen geht gar nicht. Auch Auto fahren, fernsehen, telefonieren, am Computer sitzen oder lesen und gleichzeitig essen ist eine schlechte Angewohnheit und macht dich nur nervös.

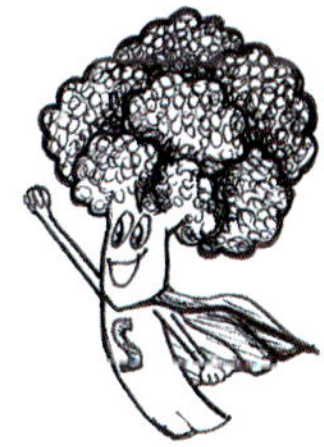

Eine kleine Ernährungs-Lehre Was essen wir da eigentlich?

Was ist Superfood?

Wörtlich übersetzt: Superessen. Manche nennen es auch Power Food. Es handelt sich um Nahrungsmittel wie Obst, Gemüse, Kräuter, Nüsse, die einen besonders hohen Anteil an Vitaminen, Mineralstoffen, Flavonoiden, Ballaststoffen und Aminosäuren haben. Sie unterstützen dein Immunsystem und nähren den ganzen Körper mit zellschützenden Substanzen.

Superfood ist im Grunde „ganz normale" Nahrung. Nur hat der moderne Mensch sie immer mehr aus seinem täglichen Ernährungsplan verdrängt. Für ihn gelten belegte Brötchen mit Wurst und Käse, Nudeln, Schnitzel, Fischstäbchen, Fruchtjoghurt und Co. eher als alltäglich.

Folgende Merkmale treffen auf Superfood zu:

- Besonders viele Nähr-, Wirk- und Vitalstoffe
- Möglichst naturbelassen. Auch Wildwuchs wie Löwenzahn, Brennnessel und Bärlauch zählen dazu.
- Superfood kann eine stark heilende Wirkung haben, wie Petersilie und Brokkoli (präventiv gegen Krebs), Ingwer und Kamille.
- Wirkt antioxidativ und entzündungshemmend.
- Aktiviert die Ausleitungs- und Entgiftungsorgane.
- Der hohe Chlorophyllgehalt wirkt basisch.

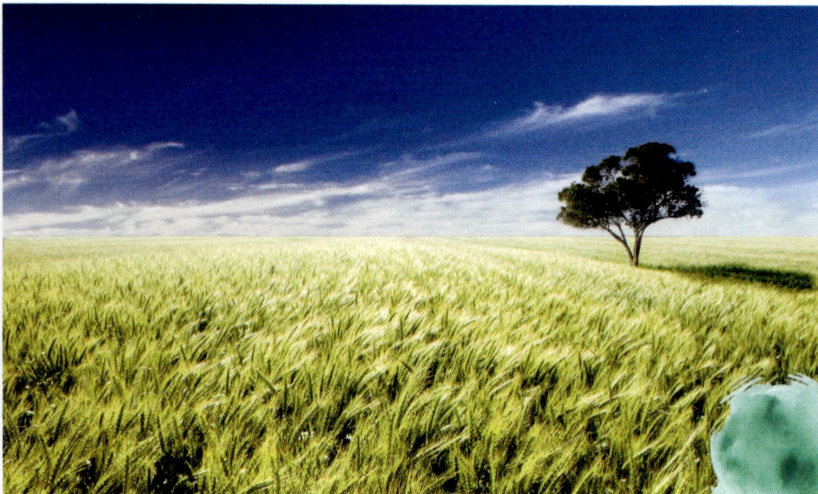

Alle großartigen Vorzüge von Superfood-Pflanzen würden nicht auf die Seiten dieses Buches passen. Darum hier einige wichtige:

- **Algen – Spirulina** – eiweißreich und stark entgiftend, kann die Cholesterin-Konzentration im Blut senken.
- **Aloe Vera** – gut für das Immunsystem und heilsam für verletzte und verbrannte Haut.
- **Avocado** – reich an Vitamin C und Calcium und kann den Cholesterinspiegel regulieren.
- **Blattgemüse** – es gibt mehr als 50 Arten und jedes enthält viel Eisen, gut für das Blut.
- **Brokkoli** – eine der gesündesten Gemüsesorten, hat kaum Kalorien, besonders heilsam auch bei schweren Erkrankungen; das Sulforaphan hilft beim Entgiften und macht stark gegen freie Radikale.

- **Sprossen** – viel hochwertiges Eiweiß, wenig Kalorien und gut gegen Blähungen.
- **Küchenkräuter** – reich an sekundären Pflanzenstoffen und ätherischen Ölen; ideal für die Verdauung; regen Niere und Blase an und entwässern; gut bei Schlafstörungen.
- **Ginseng** – seit Jahrtausenden ein Allheilmittel, stärkend und mit natürlicher blutverdünnender Wirkung; stimuliert das Immunsystem.
- **Gräser – Gerstengras** – die außergewöhnliche Nährstoffdichte hilft den Cholesterinspiegel zu senken; gilt als krebsfeindlich.
- **Grüner Tee** – seine Flavonoide, Phenolsäuren und Coumarine schützen vor vielen Krankheiten; wirkt entzündungshemmend und kann den Blutdruck senken.
- **Hafer** – Feuert den ganzen Organismus an; schon 100 g Flocken können den Tagesbedarf an acht wichtigen Aminosäuren decken. Sein besonderes Eiweiß ist ein Kraftspender; gut für Bauchspeicheldrüse, Leber und den Säure-Basen-Haushalt.
- **Kakao – zum Beispiel in dunkler Schokolade ab 80 % Kakaoanteil–** Serotonin und Dopamin sorgen für gute Laune und helfen bei Depressionen; die Antioxidantien schützen vor freien Radikalen; die Flavanole halten die Blutgefäße elastisch.
- **Knoblauch** – Wunderknolle; gesund für Blutgefäße und Herz; desinfiziert den Darm.
- **Kurkuma** – entzündungs- und krebshemmend, in Verbindung mit schwarzem Pfeffer steigt die Bioverfügbarkeit (zusammen sind sie stärker) um das 1000-Fache.

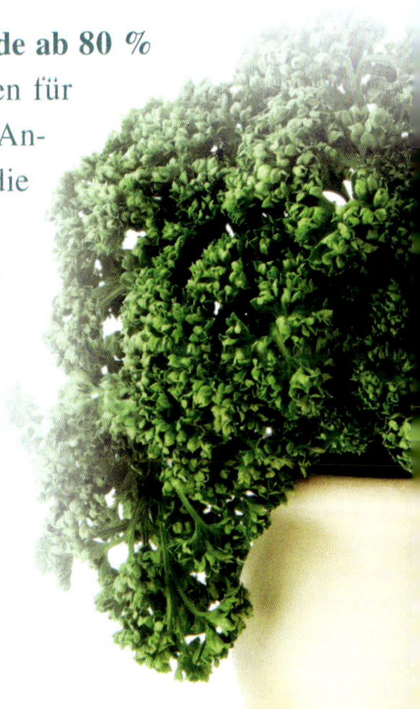

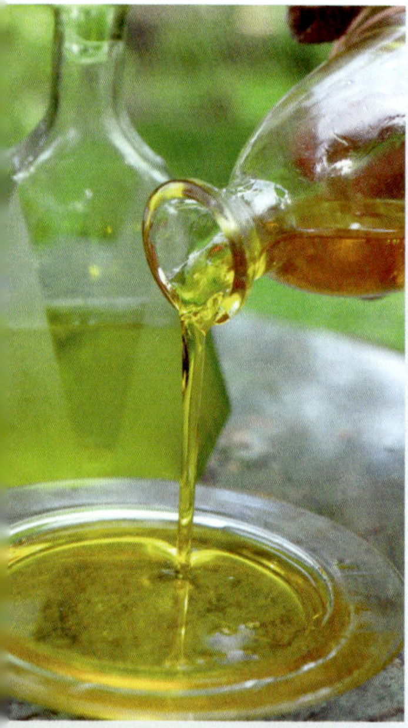

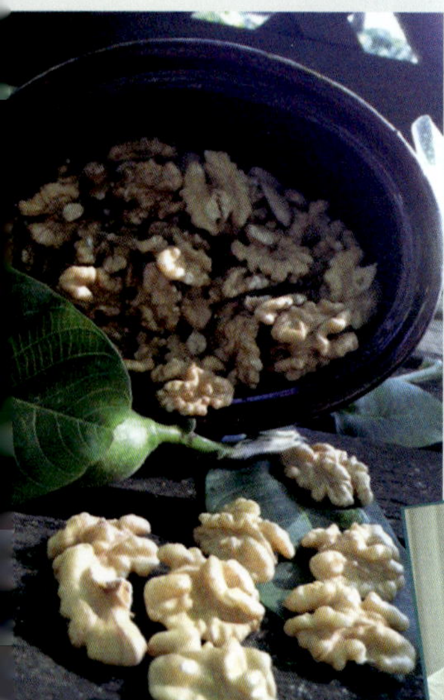

- **Leinöl** – reich an Omega-3-Fettsäuren, köstliche Naturmedizin vor allem für den Darm; hilft bei extrem vielen Erkrankungen; auch vorbeugend.
- **Nüsse** – schützen Bauchspeicheldrüse und Herz; reichlich Eiweiß und Ballaststoffe; gute Omega-3-Lieferanten.
- **Obst – von Apfel bis Zitrone** – ist ein Gesundheitsmix aus wichtigen Vitaminen und Mineralstoffen, jeden Tag genießen!
- **Wildpflanzen** – urheimisch, geschmackvoll, würzig und gesund, wegen ihrer Bitterstoffe ideal für die Verdauung.
- **Zimt –** mehr als 1000 gesunde Substanzen; das Polyphenol senkt den Blutzucker, regt den Kreislauf an, schützt die Blutgefäße. Tipp: Eine Messerspitze in jeden Kaffee. Beim Kauf auf das Herkunftsland achten: Cassia-Zimt aus China enthält oft zu viel Cumarin, das die Leber schädigen kann. Zimt aus Ceylon bevorzugen.

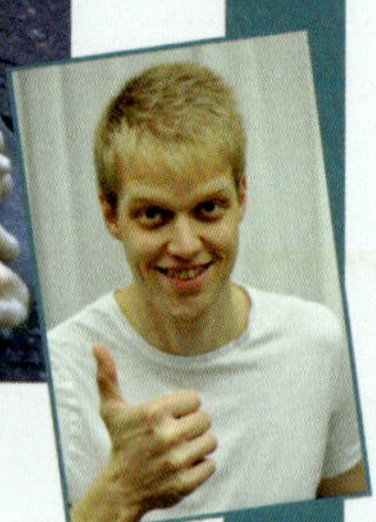

Fietes Tipp:

Lass Superfood von nun an dein Heilmittel sein und genieße es. Das meinte doch auch schon der weise Hippokrates von Kos.

Schon mal gehört: „Functional Food"?

Functional Food ist eigentlich das, was du jeden Tag zu dir nimmst, wie Müsli, Säfte, Margarine, Brot, Eier und Salz. Diese Lebensmittel haben neben ihrem reinen Nährwert noch einen gesundheitlichen Nutzen, der durch künstlich hinzugefügte Inhaltsstoffe, wie Vitamine, erzeugt wird. Meist sind sie besonders vitalstoffreich. Eine einheitliche Definition für dieses Lebensmittelsortiment gibt es bisher nicht.

Mood Food

Mood Food (engl. Stimmungsessen) sind Lebensmittel, die glücklich machen können. Sie bewirken die Ausschüttung von Glückshormonen im Gehirn. Der wichtigste Botenstoff ist dabei das Serotonin. Zu Mood Food gehören zum Beispiel Beeren, Bananen und Zartbitterschokolade. Beeren enthalten zudem viel Vitamin C, das ebenfalls die Stimmung hebt.

Colour Food

Nahrungsmittel mit leuchtenden Farben kann man als Colour Food bezeichnen. Färbungen, wie das intensive Orange von Karotten und Orangen, das leuchtende Rot von Tomaten, das satte dunkle Rot der Aubergine oder Rote Beete und das strahlende Grün von Kräutern und Salaten, sind keine Laune der Natur, sondern wirken appetitanregend.

Viele Pflanzen bilden Schutzstoffe gegen Fressfeinde. Zu diesen Stoffen gehören auch Farbstoffe. Wenn wir die Pflanzen essen, können wir die Farbstoffe und damit auch ihre Schutzfunktion aufnehmen.

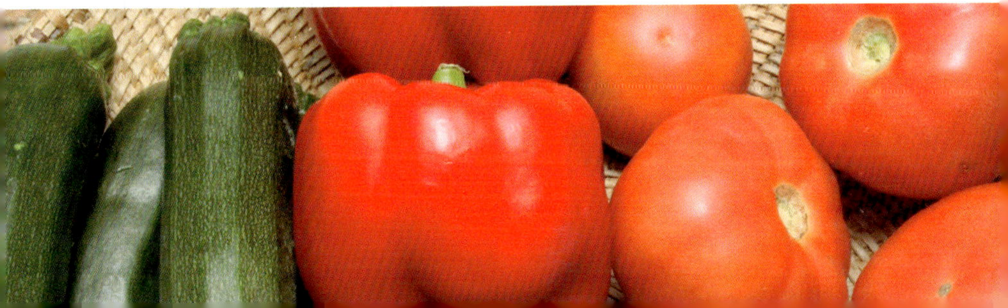

Bad Food, Fast Food, Junk Food

„Bad Food“ – wörtlich übersetzt „böses Essen“ – gibt es reichlich – weltweit und es scheint allen zu schmecken, sonst wäre der Umsatz vor allem in den Fast-Food-Ketten nicht so gewaltig.

„Bad Food“ in Kombination mit Umweltgiften, Stress und zu wenig Bewegung braucht etwa 20 Jahre, um den Körper nachhaltig zu schädigen oder sogar zu zerstören. Dann kann es zu unterschiedlichsten Symptomen und vorzeitiger Alterung kommen.
Doch: Wenn man jung ist, kann man sich nicht vorstellen, dass Hamburger, Pommes und Pizza irgendwann einmal krank machen können.
Sogar die Wahrscheinlichkeit, an Depressionen zu erkranken, soll sich durch zu häufigen Verzehr von Fast-Food-Produkten erhöhen.

Zum klassischen **Junk (engl. Schrott) Food** gehören Hamburger, Pommes, Fertiggerichte und Chips.

Aphrodisiac Food

Aphrodite, die Göttin der Schönheit, ist die Namensgeberin für dieses die Sinne anregende Essen. Zur Liste dieser „sinnlichen“ Lebensmittel, die beweisen, dass Liebe durch den Magen geht, gehören zum Beispiel die anregenden Gewürze Chili und Muskat, die dahinschmelzende Schokolade und der Sellerie mit seinem beruhigenden Butylphtalid.

So süß und so schlecht – weißer Zucker

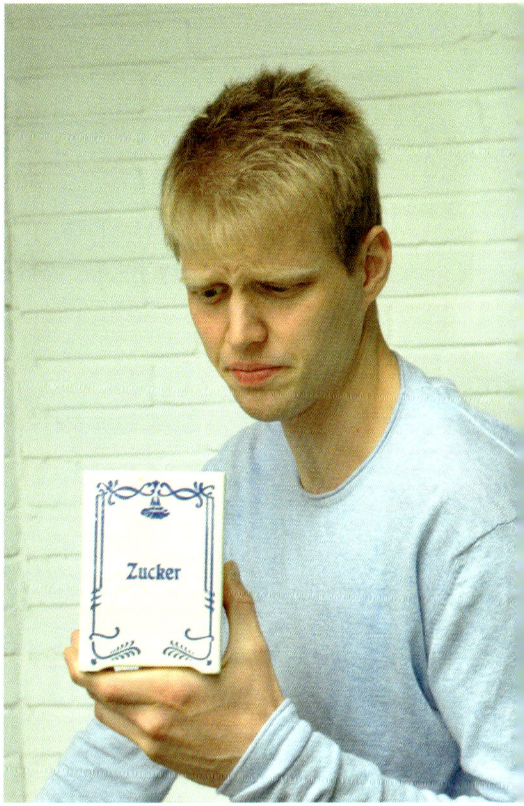

Weißer Zucker ist ein feindliches Lebensmittel für Fiete. Manche Ernährungswissenschaftler bezeichnen ihn sogar als Gift, denn er soll Schaden im Körper anrichten. Das gilt natürlich für zu viel davon.

Die Kohlenhydrate in Süßwaren wie Milchschokolade, Gummibärchen und Keksen bestehen aus Zweifachzuckern, die schnell in die Blutbahn gelangen. Damit sind diese Kohlenhydrate schnell verwertbar und bringen keinen längeren Sättigungseffekt. Das starke Ansteigen des Blutzuckerspiegels bewirkt eine hohe Insulinausschüttung. Dadurch sinkt der Blutzucker schon nach kurzer Zeit wieder ab. Man bekommt dadurch gleich wieder Heißhunger. Und wieder wird genascht.

Das dicke Zuckergeschäft

- Die Deutschen nehmen jährlich etwa 35 kg Zucker zu sich, das sind etwa 95 Gramm am Tag. Die Welt-Gesundheitsorganisation (WHO) empfiehlt 25g Zucker täglich.

- Noch vor 150 Jahren aßen die Menschen kaum Zucker.

- Ein Zucker-Spitzenreiter ist Milchschokolade.

- In manchen Tomatensuppen aus der Tüte stecken 150 Zuckerstücke pro Kilogramm. Das entspricht einem Anteil von 45%.

- Sogar in Heringssalat stecken fünf Stück Zucker pro 200g. Eine Portion Currywurst kann bis zu acht Stück Würfelzucker enthalten.

- Man braucht etwa acht Wochen, um die Zucker-Sucht zu überwinden.

Bitter Food tut Fiete gut!

Bittere Kräuter und Wildpflanzen ideal für die Verdauung

Ich hungere nach Bitterstoffen. Viele bitterstoffhaltige Pflanzen waren fester Bestandteil der ursprünglichen Ernährung des Menschen.
Es ist ein Phänomen, wie es gelingen konnte, so gut wie alle Bitterstoffe aus den heutigen Lebensmitteln zu entfernen. Fast alle Gemüsesorten sind betroffen. Nichts darf mehr bitter schmecken.
Was für ein folgenschwerer Fehler! Dabei spielen Bitterstoffe (Amara) seit jeher eine wichtige Rolle bei der Darm- und Magenpflege. Sie aktivieren die Verdauungsorgane wie Leber, Galle und Bauchspeicheldrüse. Sie regen den Appetit an, zügeln aber gleichzeitig das Hungergefühl, gerade auf Süßes.
Amara, das sind ideale Schlankmacher und ein großartiges Mittel gegen Krebs.

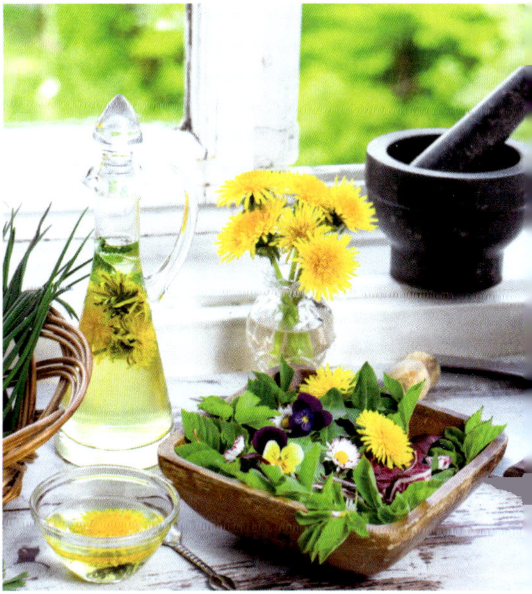

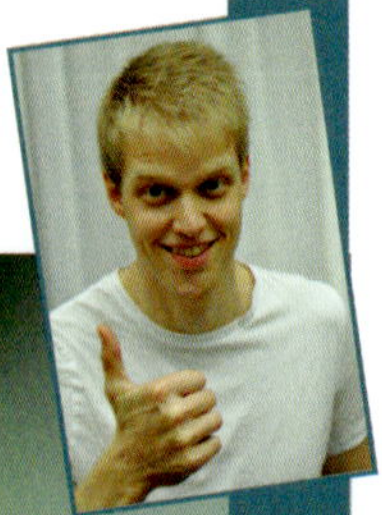

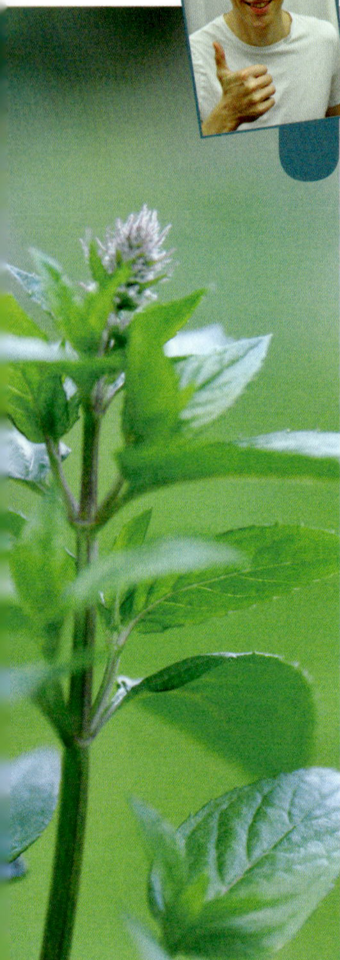

Fiete rät:

Zurück zum Urgeschmack!

Bitterstoffe sind eine wunderbare Naturmedizin für alle Darmis.

Bitterstoffe regeln dein Essverhalten. Das scheint der Grund, weshalb die Lebensmittelindustrie den Geschmacksinn der Menschen manipuliert hat. Was Jahrtausende fester Bestandteil der menschlichen Nahrung war, wurde kurzerhand ausgemerzt. Ebenso sind die bitteren Gräser auf den Weiden durch Spritzmittel nachhaltig verschwunden, damit die Rinder mehr fressen und so schneller schlachtreif werden.

Wie findest du zurück zu diesem „Urgeschmack“, wo du schon beim Begriff „Bitterstoff“ das Gesicht verziehst?

Du kannst deinen Geschmackssinn wieder umerziehen und ihn neu programmieren. Das beginnt im Kopf.

Stell dir einmal vor, wie die großartigen aromatischen Bitterstoffe schon auf der Zunge zu wirken beginnen und den Fluss der Verdauungssäfte in Gang setzen. Dieser Jungbrunnen-Quell wandert dann wie Labsal durch den Körper. Mit mir freuen sich alle anderen Verdauungsorgane und danken es dir mit fleißiger Tätigkeit. Wenn das kein Grund ist sich für die aromatischen Bitterstoffe neu zu begeistern.

Einige der bekanntesten Bitterstoffe

(aber es gibt noch viel mehr):
Löwenzahn, Mariendistel, Pfefferminze, Wermut, Hopfen, Galgant, Baldrian, Thymian, Enzian, Anis, Kümmel, Fenchel, Koriander, Kurkuma, Beifuss, Wegwarte, Artischocke, Rucola, Broccoli, Chicorée, …

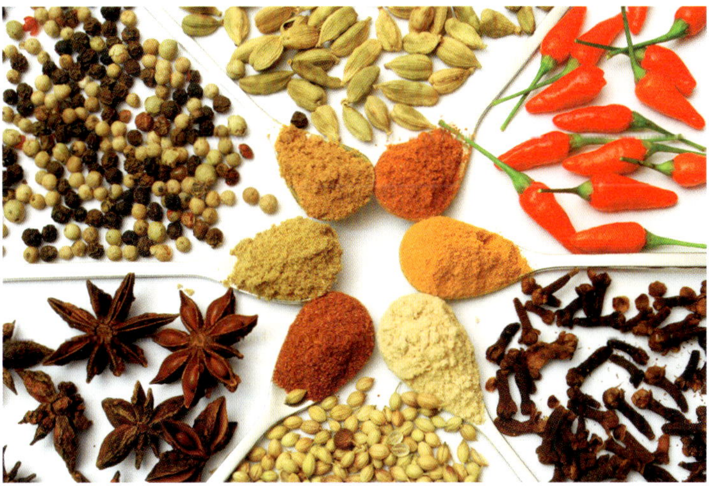

Küchenkräuter und Gewürze

Frische grüne Kräuter und bunte Gewürze sind Gesundmacher voller Duft, Aroma und wunderbarer Wirkkräfte. Die Pflanzenheilkunde (Phytotherapie), so alt wie die Menschheit selbst, hat bis heute ihren Platz in der Naturheilkunde. Schamanen, Heiler und Naturärzte in aller Welt heilen oder lindern mit Heilkräutern und Würzpflanzen Krankheiten. Als sanfte Medizin nutzte man im Kloster Kräuter und Gewürze. Dieses Wissen wurde bis heute weitergegeben.

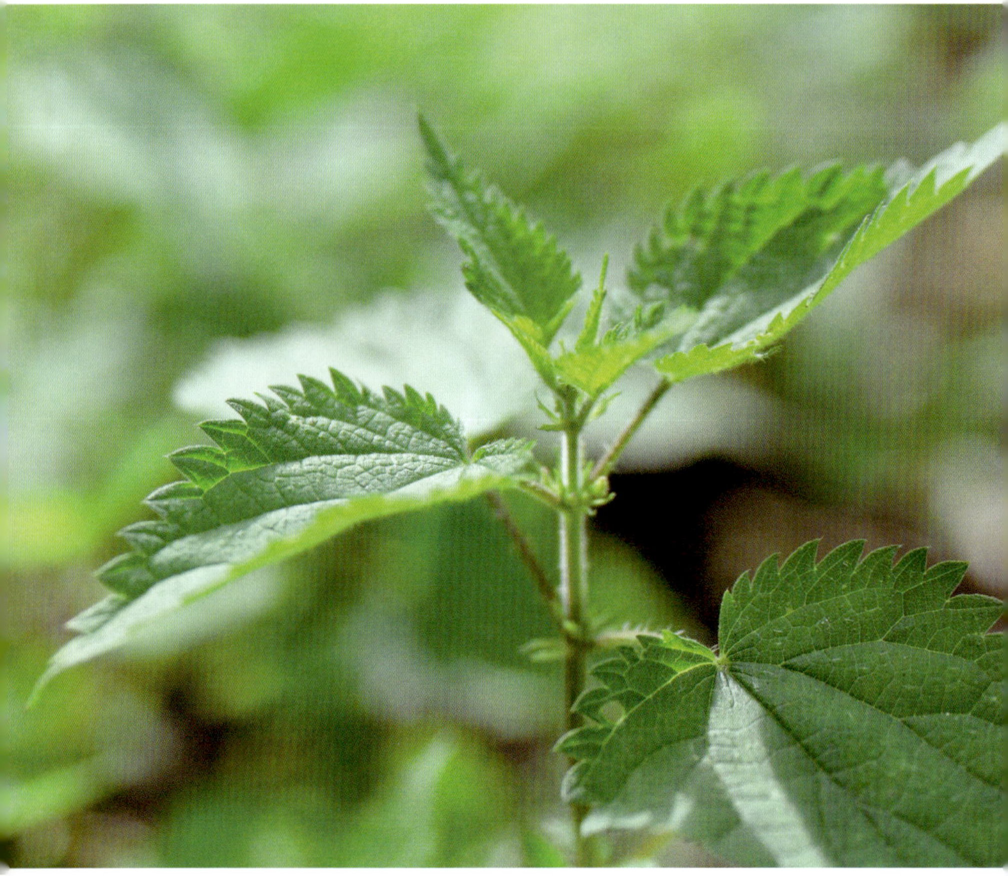

Aus der Kräuter-Küchenapotheke

Folgende Kräuter zählen mit ihren wertvollen ätherischen Ölen, die besonders der Verdauung guttun, zur Küchenapotheke:

Basilikum ist magenstärkend und hilft bei Blähungen.

Bohnenkraut wirkt mit seinen Gerb- und Bitterstoffen und vielen ätherischen Ölen insbesondere dem Thymol antibakteriell bei Darmkatarrh und Durchfall, aber auch gegen Gärung im Darm. Brunnenkresse stärkt den Magen und verbessert die Verdauung; Rettich und Meerrettich haben die hochwirksamen Senföle gemeinsam. Sie unterstützen den Darm, stärken das Immunsystem, kräftigen den Magen, verbessern Verdauung und Stoffwechsel und regen Galle, Leber und Niere an.

Petersilie ist eine besondere Energie- und Vitalitätsquelle und sollte eigentlich bei keinem Essen fehlen. Sie gilt als Heilmittel gegen Nierenleiden und fördert die Reinigung der Leber. Ihre Wirkstoffe unterstützen die Magen- und Darmbewegung. Laut neuesten Forschungen kann es auch präventiv gegen oder ergänzend als Therapiemittel bei Krebs eingesetzt werden.

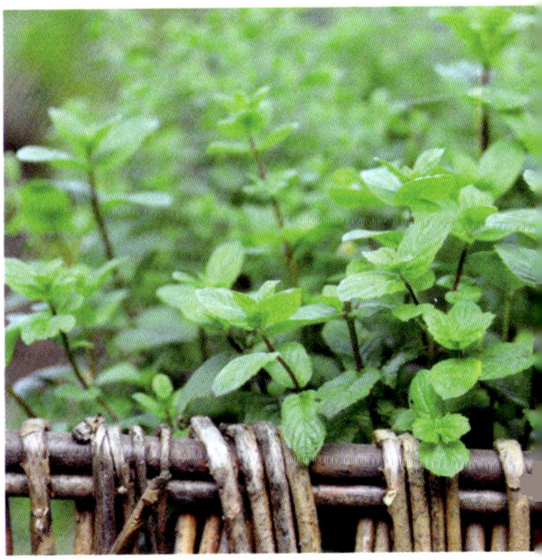

Pfefferminze Pfefferminze ist frisch und getrocknet verwendbar. Pfefferminztee lindert Übelkeit, ist krampflösend und wirkt beruhigend auf den Verdauungstrakt.

Die drei Genialen

Bertram, Galgant und Fenchel

Empfehlungen der Hildegard von Bingen:
Bertram (Wurzelpulver) sorgt für eine Verminderung von Fäulnis im Darm, ist ideal zum Würzen von Fleisch und Fisch.
Galgant (Wurzelpulver) aromatisiert den Atem, fördert die Verdauung und beseitigt Blähungen.
Ein bis drei Messerspitzen Galgant im Essen gibt Fleischgerichten eine angenehm scharfe Würze. Auch passend für Marinaden, Obstsalat, Kompott und Marmelade.
Der milde **Fenchel** hilft bei Magen-Darmbeschwerden, Krämpfen, Blähungen und Appetitlosigkeit.

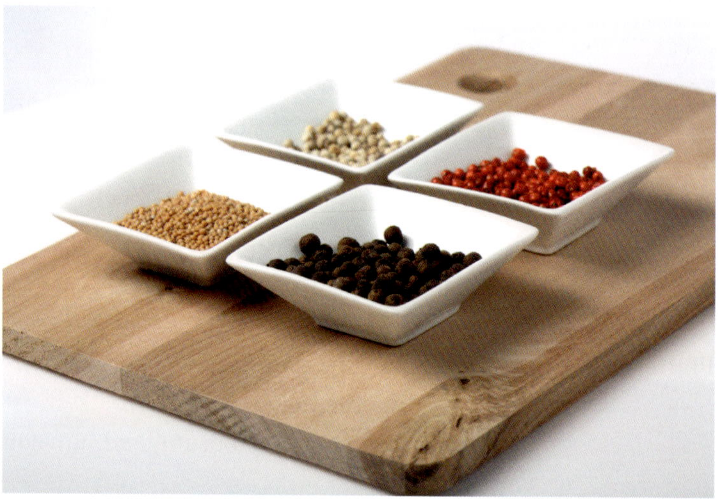

Fiete ist ein Fan von Gewürzen

Jede Gewürzart hat eine besondere Heilwirkung auf die verschiedenen Organe, vorrangig auf die Verdauung. Wer gerne kocht, sollte vielseitig würzen.

So regen zum Beispiel **Chilli, Ingwer, Paprika, Pfeffer und Senf** die Speicheltätigkeit an.
Einen schwachen und nervösen Magen stärken unter anderem **Artischocke, Kardamom, Piment, Nelken, Zimt und Anis.**
Bei Galle- und Leberbeschwerden sind **Anis, Artischocke, Kurkuma, Kümmel und Senf** zu empfehlen.
Bei entzündlichen Darmleiden wirken gut die Bitterstoffe **Artischocke, Wehrmut, Enzian, Tausendgüldenkraut, Löwenzahn, Ingwer und Teufelskralle**.
Bei einem trägen Magen und Darm fördern die Durchblutung des Bauchraums: **Meerrettich, Nelken, Senf und Galgant.**
Scharfstoffe, wie **Chilli, Pfeffer, Paprika, Kurkuma, Ingwer, Galgant, Piment und Muskatnuss** fördern die Bildung der wichtigen Verdauungsenzyme. Außerdem regen sie die Darmperistaltik an.

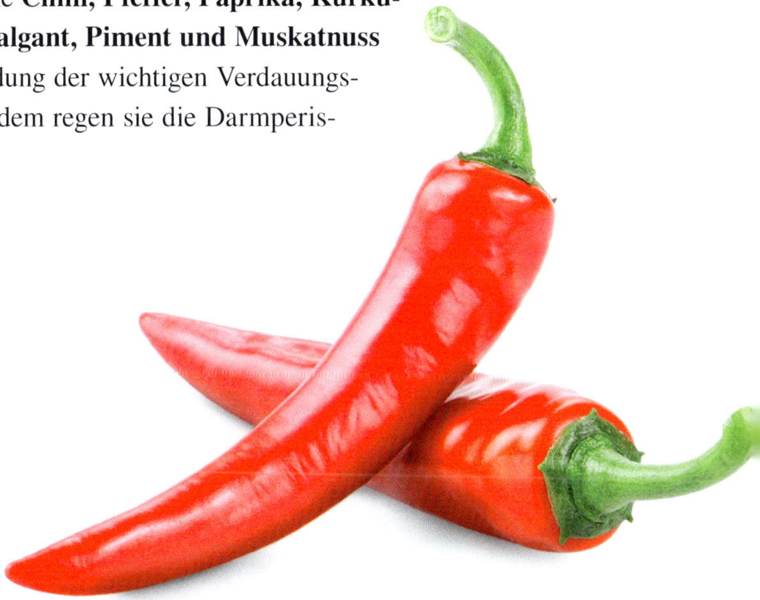

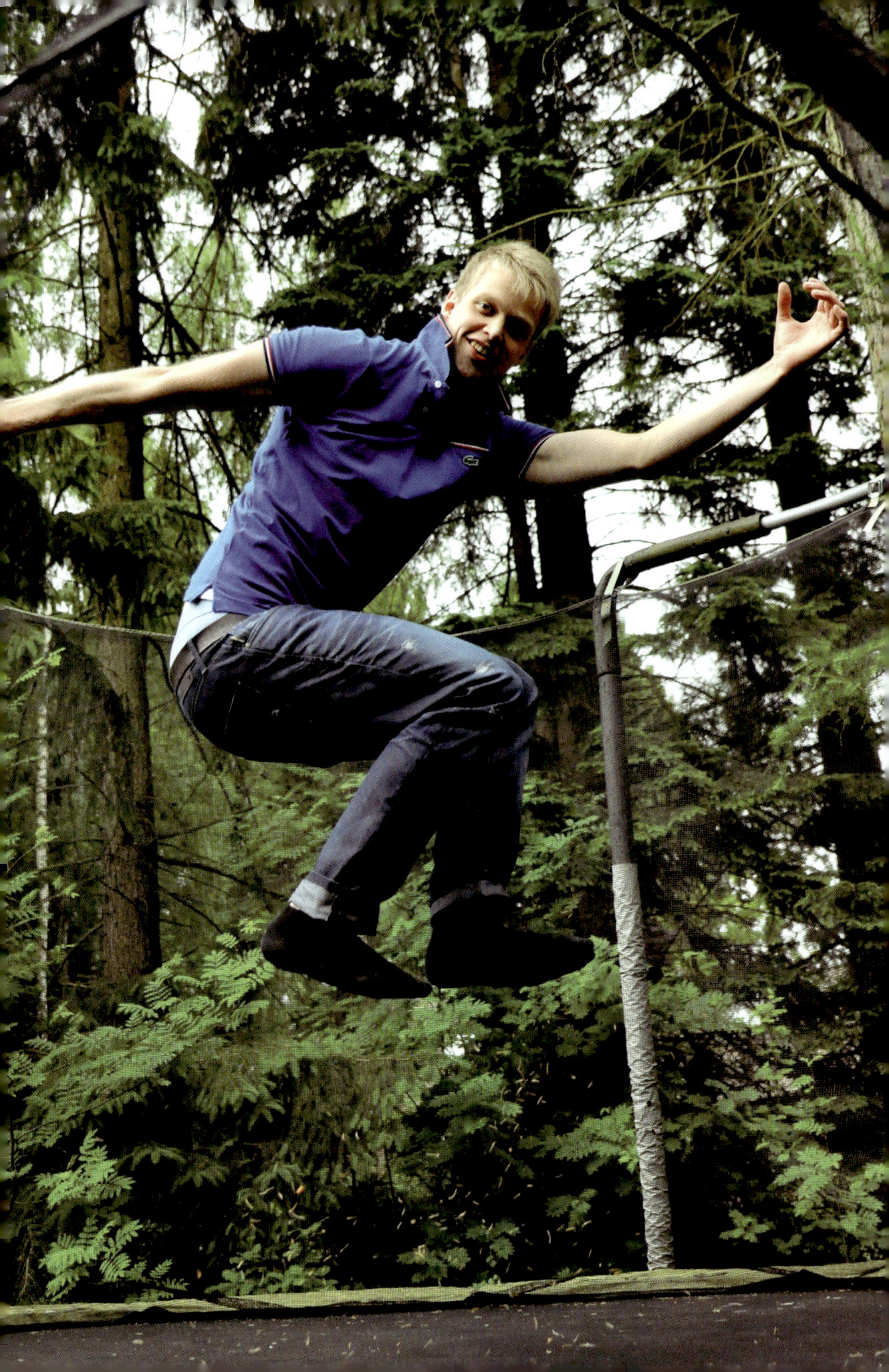

5

Öööle machen Fiete fit

Aber die richtigen und guten sollen es sein

Durch die Energie der Sonne entsteht in Saaten und Früchten ein Lebenselixier. Jeden Tropfen dieses „flüssigen Goldes" nehmen deine etwa 80 Billionen Zellen dankbar auf und „schmieren" damit den gesamten Stoffwechsel.

Gute Öle für das Wunderwerk Mensch

Ohne Öl gibt jeder Pkw bald seinen Geist auf. Deshalb achtet jeder Autobesitzer darauf, dass regelmäßig Motoröl nachgefüllt wird.
Doch ist es nicht viel wichtiger, dass du für ein so geniales Wunderwerk wie deinen Körper nur gutes Öl – also ungesättigte Fettsäuren – verwendest, damit es viele Jahrzehnte reibungslos läuft?
Von all deinen Organen brauche gerade ich, Fiete, sie täglich für meine Arbeit.
Sie nähren und kräftigen mich beim Abwehren von krankmachenden Viren, Bakterien und Parasiten. Gute Öle können sogar gegen das Entstehen von Krebs helfen. Bekomme ich die richtigen Fette, kann ich den Zucker- und Fettstoffwechsel regulieren. So nimmst du nicht zu. Auch bei der Aufnahme von Calcium sind Fette beteiligt. Sie sind also auch gut gegen Osteoporose bzw. gut für starke Knochen.

Pflanzenöle sind Alleskönner

Pflanzenöle sind Energiespeicher, Wärmespender, Geschmacksträger und versorgen unseren Organismus mit lebenswichtigen Vitaminen. Sie übernehmen in Speisen eine Transportfunktion für darin enthaltene Vitamine; z.B. enthalten Karotten viel Carotin. Diese Vorstufe des Vitamin A kann vom Körper kaum aufgenommen werden. Ein Teelöffel Öl an gedünsteten Karotten oder Karottensaft löst das Carotin und macht es für den Körper verfügbar.
Natürliche Pflanzenöle enthalten die essentiellen Fettsäuren von Linol- und Linolensäure, die der Körper nicht selbst herstellen kann. Wenn sie fehlen, kommt es zu schweren Mangelerscheinungen.

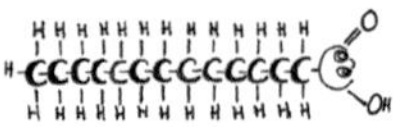

Vergiss den Chemie-Unterricht

Ich gebe zu, die verschiedenen Fettsäuren, die du täglich zu dir nimmst und mit denen ich ständig zu tun habe, klingen für dich kompliziert.
Bei Begriffen wie „Omega-3-Fettsäuren oder Omega-6-Fettsäuren, einfach oder mehrfach gesättigt oder ungesättigt oder Transfetten“ bist du verwirrt. Du hast dabei sicher diese Tausendfüßler-Strukturformel aus dem Chemieunterricht vor Augen.

Fietes Rat:

Die richtigen Fette beim täglichen Essen verwenden, die dein Körper braucht und die ihn nähren.
Vorweg schon mal ein Tipp: Leinöl ist vom Gesundheitswert

unschlagbar. Achte beim Kauf auf beste Qualität, kaltgepresst. Öle wegen ihrer Lichtempfindlichkeit nur in dunklen Flaschen kaufen. Sonst gehen wertvolle Vitalstoffe verloren.

Was ist Fett überhaupt?

Bei Fetten handelt es sich um pflanzliche und tierische Aufbau- sowie Energiespeicherstoffe. Alle Zellen deines Körpers brauchen sie z.B. für den Aufbau ihrer Zellmembranen. Nicht zu vergessen: Ohne Fett frierst du, denn Fett ist ein wichtiger unter der Haut abgelagerter Wärmeschutz. Auch viele Organe haben einen Fettmantel als „Stoßdämpfer".

Pflanzen pantschen nicht

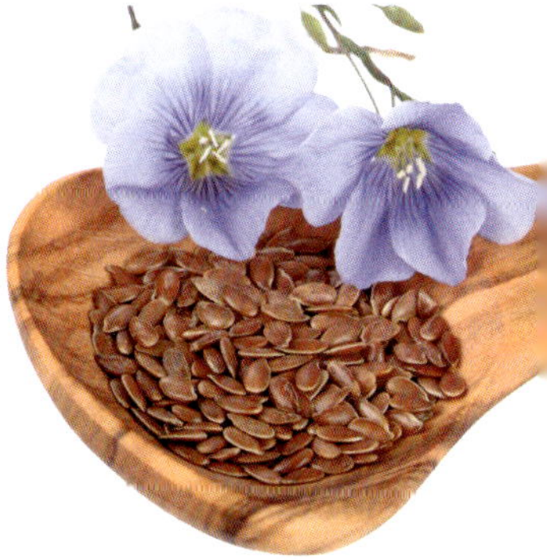

Fiete ist begeistert von ungesättigten Fettsäuren

Das Öl der Pflanzen ist eines der reinsten und wundervollsten Naturmittel, reich an ungesättigten Fettsäuren. Pflanzen sind der Hauptlieferant für das goldene Öl.

Wichtig:

Die mehrfach ungesättigten Fettsäuren werden in Omega-3-Fettsäuren und Omega-6-Fettsäuren unterteilt.

Dein Körper braucht beide, da der Organismus sie nicht in der Kombination selber herstellen kann.

Es kommt auf das richtige Verhältnis an

Um eine optimale Wirkung der mehrfach ungesättigten Fettsäuren zu erzielen, müssen diese jedoch im richtigen Verhältnis zueinander konsumiert werden.
Leider kommt es heute oft zu einer Unterversorgung an Omega-3-Fettsäuren, während von den Omega-6-Fettsäuren zu viel in deinem Essen enthalten sind.
Ganz wichtig ist die gute Qualität der Öle. Niemals daran sparen und billige, minderwertige Öle kaufen!

Der Neandertaler hatte es einfacher

Der Neandertaler machte sich keine Gedanken darüber. Seine Naturnahrungsmittel sorgten für das ideale Verhältnis von Omega-3- zu Omega-6-Fettsäuren von 1:4. Diesen Wert empfiehlt die Deutsche Gesellschaft für Ernährung (DGE) bis heute. Doch die Realität heute: 1:15! Das muss anders werden.

Fiete rät: Ölwechsel in der Küche!

Steht bei dir Sonnenblumenöl im Küchenschrank und du glaubst, es sei gesund? Da liegst du nicht richtig. Es enthält im Verhältnis wie auch Distel-, Maiskeim- und Sojaöl zu viel Omega-6-Fettsäuren. Das richtige Verhältnis in deinem Körper ist unter anderem wichtig für ein ergänzendes Zusammenspiel der beiden Fettsäuren.

Omega-6-Fettsäure trägt zur Bildung entzündungsfördernder Botenstoffe bei, während aus der Omega-3-Fettsäure entzündungshemmende Botenstoffe entstehen. Beide sind wichtig für deinen Körper. Entscheidend ist jedoch das Gleichgewicht zwischen ihnen, was durch die heutige Ernährung kaum noch gegeben ist.

Ein Beispiel aus dem Reich der Pflanzenöle:

Der Spitzenreiter Leinöl hat ein Verhältnis von 4:1 von Omega-3-Fettsäure zu Omega-6-Fettsäure. Sonnenblumenöl hingegen, man glaubt es nicht, 1:122.

Omega-6- und Omega-3-Fettsäuren in Pflanzenölen

Pflanzenöl	Omega 6	Omega 3	Omega 6:Omega 3
Sonnenblumenöl	61,0	0,5	122:1
Olivenöl	8,6	0,8	32:1
Walnussöl	57,3	10,1	6:1
Hanföl	60,3	20,2	3:1
Rapsöl	20,4	9,3	2:1
Leinöl	15,1	61,5	1:4

Quelle: Ernährungs-Informationssystem der Uni Hohenheim, 2005 (Buch: SkinFood)

Minimale Entzündungen sind Übeltäter im Körper

Fast alle Alterungsvorgänge im Körper sind Folgen von minimalen Entzündungen. Im ganzen Organismus beschleunigen sie die Alterungsvorgänge und lösen Krankheiten aus, wie Arterienverkalkung, Herzinfarkt, Bluthochdruck, Diabetes, Schlaganfall und Krebs. Zu einer Anti-Entzündungsernährung gehören die richtigen Fette. Die Kleinstbrandherde im Körper werden vor allem durch falsche Ernährung beeinflusst.

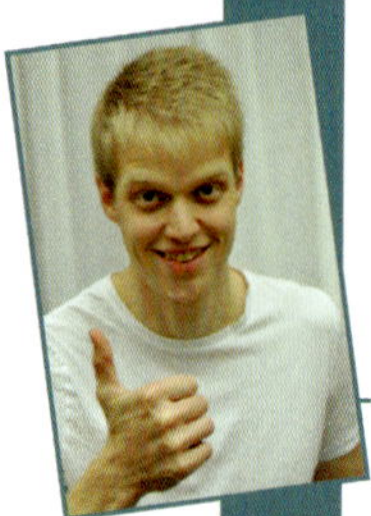

Fietes Brat-Tipp:

Rapsöl eignet sich wegen seiner hohen Hitzebeständigkeit ideal zum Dünsten, Kochen und Backen. Wertvolle Inhaltsstoffe bleiben so erhalten.

Fische *und* Walnüsse

Omega-3-Fettsäuren sind besonders in Leinöl, Tofu und Fisch, wie Lachs, Thunfisch Hering, Makrele und Sardine, enthalten. Empfohlen wird zweimal pro Woche eine Fischmahlzeit. Da der Fischbestand in den Meeren bedenklich abnimmt – der Thunfisch steht bereits auf der „Roten Liste" der bedrohten Tierarten – gibt es Alternativen. Ein Beispiel:
3-4 Walnüsse und 2-3 Esslöffel Leinöl decken den täglichen Bedarf an gesunden Fetten.

Gesättigte Fettsäuren hat Fiete satt

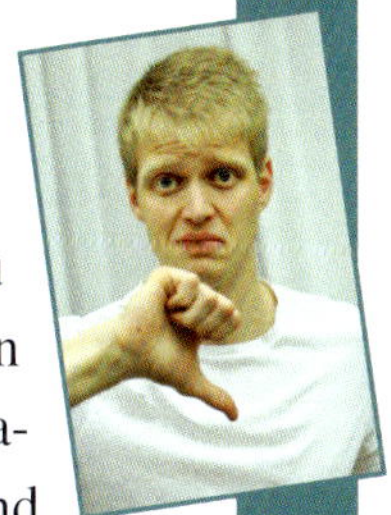

Sie bilden Entzündungsherde im Körper.

Wenn du willst, dass ich gesund bleibe, musst du sehr vorsichtig und sparsam damit umgehen. Denn gesättigte Fettsäuren lagern sich in den Zellmembranen ein. Sie verlangsamen so den Stoffwechsel und verursachen gefährliche Mini-Entzündungsherde im Körper (siehe Kasten).

Gesättigte Fettsäuren haben die negative Eigenschaft, im ganzen Körper Klumpen und damit auch Plaque an den Arterien zu bilden. Das Blut kann nicht mehr ungehindert fließen und damit die Organe, auch mich, nicht gut versorgen.

Lebensmittel mit gesättigten Fettsäuren

- Schweineschmalz (Spitzenreiter)
- Fettes Fleisch und Wurst (Salami, Leberwurst, etc.)
- Knabbereien (Chips etc.)
- Mayonnaise
- Vollmilchschokolade
- Fertiglebensmittel

Versteckte Fette, die für den „köstlichen“ Geschmack sorgen sollen, werden häufig in Fertigprodukten, Backwaren, Snacks und Süßigkeiten verwendet.

Fiete rät:

Spiel Detektiv und achte beim Einkauf auf die Zutatenliste auf den Produkten, um die versteckten Fette aufzuspüren.

Transfette sind die wirklich bösen

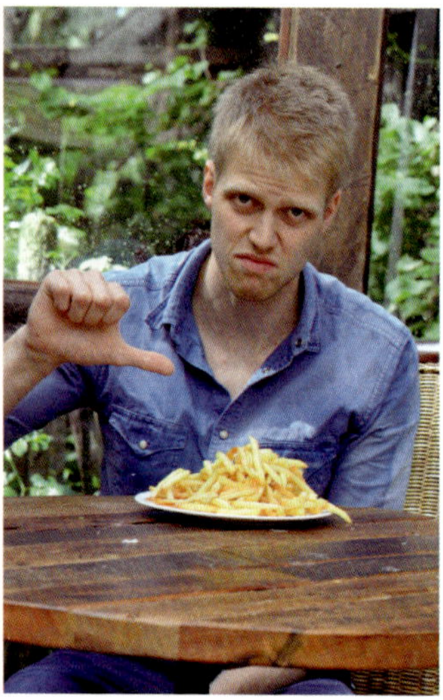

Die Transfette, die chemisch gehärteten Öle, werden in der industriellen Herstellung von Nahrungsmitteln bevorzugt. Sie machen Lebensmittel streichfähig, cremig und haltbarer, aber auf keinen Fall gesünder, ein ideales Kunstprodukt in der Lebensmittelindustrie.

Lebensmittel mit Transfetten locken in attraktiver Verpackung als Tiefkühlgerichte, Tütensuppen, Fertiggerichte, Fast Food, Kekse, Brotaufstrich, Speiseeis in den Supermarktregalen.

Beim Erhitzen von Ölen und Fetten, z.B. beim Frittieren von Pommes, Chicken Wings usw., entstehen Transfette. Sogar gesunde Nahrungsmittel wie Fisch werden durch diese Art des Erhitzens ungesund.

Achtung!

Sie sind Gift für den Körper.

- Sie erhöhen den schlechten Cholesterinwert.
- Das Entzündungsrisiko steigt.
- Sie enthalten Phosphate, die schneller altern lassen.
- Sie liefern viele unnötige Kalorien und machen dick.
- Die Kombination aus Fett, Salz und Zucker macht abhängig.
- Sie bilden Fett-Eiweiß-Verbindungen in fast allen Gefäßen, wodurch das Risiko für Herz-Kreislauf- und Darmerkrankungen steigt.
- Sie verursachen Diabetes.

Viele haben ein „Fettproblem“

Etwa 80g Fett pro Tag empfiehlt die Deutsche Gesellschaft für Ernährung (DGE). Die meisten liegen mit ihrem Verzehr an Fett doppelt so hoch. Das größte Problem bei der modernen Ernährung mit Fastfood, Fertiggerichten, zu viel Butter, Wurst, Käse, Milchprodukten, Snacks usw. ist, dass man generell zu viel von den schlechten, den gesättigten Fettsäuren aufnimmt.
Gönnt man sich mittags eine Tiefkühlpizza hat man bereits 45g Fett und dann auch noch ungesundes aufgenommen.

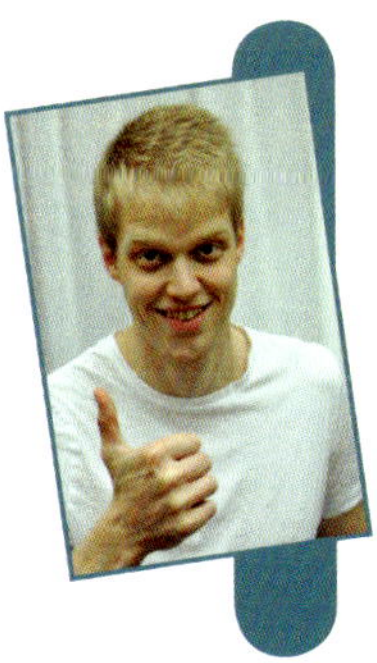

Fietes Tipp:

Mit einem Blick auf die Zutatenliste erkennst du Transfette, denn sie sind kennzeichnungspflichtig. Auf den Verpackungen steht dann der Vermerk: „Pflanzliches Öl, teilweise gehärtet“.

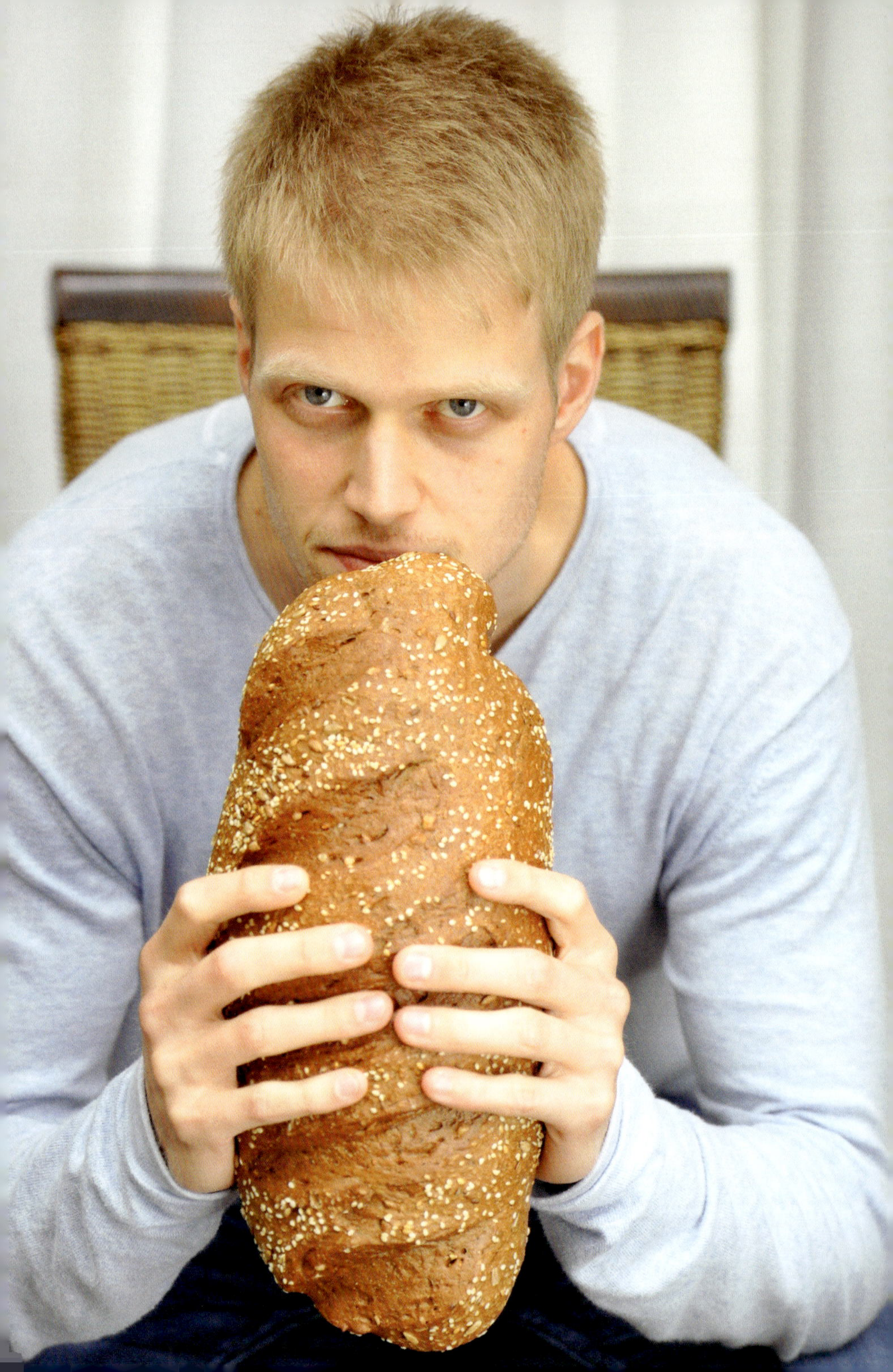

6

Fiete fragt: Was ist eigentlich mit Brot?

Kannst du dir ein Leben ohne Brot vorstellen? Wahrscheinlich nicht. Denn wohin mit dem Käse, der Wurst, der Marmelade, dem Honig und den vielen anderen Brotaufstrichen, wenn nicht auf die Butterbrotscheibe, die Brötchenhälfte oder Semmel?

Dennoch: Mir ginge es besser, wenn du weniger Brot essen würdest; weniger oder fast keins von dem Hellen, dem raffinierten Weißbrot, von dem ich so gar nicht profitiere.

Im Vollkornbrot steckt mindestens die fünffache Menge an Vitaminen, Mineralien, Spurenelementen, Eiweißen und an wichtigen Ballastsstoffen.

Wie gut ist unser Brot und wie gut ist es für dich?

Nirgendwo gibt es so viele verschiedene Brotsorten wie in Deutschland, nämlich 300. Damit sind wir die Brotnation weltweit überhaupt.
Etwa 60 kg isst jeder davon im Jahr, Feingebäck und Kuchen nicht mitgerechnet. Das sind im Laufe eines 80-jährigen Lebens fast 5000kg Brot, die ich verarbeiten muss. Und es ist ein großer Unterschied, ob du mich mit weißem Weizen- oder kräftigem Dinkelbrot fütterst. Es kommt auf die Qualität und auf die Menge an, damit ich gesund bleibe.

Brotessen ist Gewohnheitssache

Wenn man bedenkt, dass die Menschen vor 10 000 Jahren kein Getreide kannten, könnte diese relativ kurze Zeitspanne vielleicht nicht ausreichen, dass sich der Darm und die anderen Verdauungsorgane an diese neuen Lebensmittel evolutiv angepasst haben. Lektine und Gluten können die Darmwand durchlässig machen.

Aber sollst du deshalb auf dein tägliches Brot verzichten?

Fietes Brot-Tipps:

- Verzehre nicht zu viel Brot. Eine Brotmahlzeit am Tag reicht.

- Das beste Brot kommt vom Bio-Bauern oder –bäcker sowie vom echten Handwerksbetrieb. Es besteht natürlich aus Vollkornmehl.

- Mach einen Bogen um Backstationen, auch wenn es noch so verführerisch duftet. Vorsicht vor künstlichen Enzymen, deren Nebenwirkungen noch nicht erforscht sind.

- Knäckebrot ist nicht unbedingt gesünder. Eine Scheibe davon hat im Vergleich zu einer Scheibe Roggenmisch brot weniger Kalorieren (im Verhältnis 42 zu 110). Aber von einer 13 Gramm leichten Knäckebrotschreibe wirst du nicht satt. Außerdem kann Knäckebrot durch das extrem starke Erhitzen die Substanz Acrylamid enthalten. Das kann Krebs erregen.

- Lass im Restaurant das Brot vor dem Essen weg. Es sättigt nicht, sondern lässt deinen Blutzuckerspiegel schon vor dem eigentlichen Essen ansteigen und macht so noch mehr Hunger. Bitte den Kellner um Oliven oder Gemüsestreifen .

Was gegen zu viel Brot spricht

Es liegt am glykämischen Index GI, auch GLYX genannt, (das spricht man „glücks" aus). Der GI gibt an, wie schnell der Blutzuckerspiegel nach dem Verzehr eines Lebensmittels ansteigt. Produkte mit einem hohen glykämischen Index, wie Brot, Kartoffeln, Nudeln und Reis, können zu Übergewicht, Diabetes, Herz-Kreislauf-Erkrankungen und frühem Altern führen. Diese Nahrungsmittel lassen den Blutzucker- und damit auch den Insulinspiegel schnell ansteigen. Das Insulin senkt daraufhin den Blutzuckerspiegel sogar unter das normale Niveau. Die Folge sind Heißhungerattacken. Ein Teufelskreis beginnt.

Um solche „Insulinspitzen" zu vermeiden, solltest du eher „komplexe Kohlenhydrate" verzehren, die zum Beispiel im Vollkornmehl enthalten sind. Diese Zucker „gehen langsamer ins Blut".

Hafer tut nicht nur Arbeitspferden gut

Hafer war früher nicht ohne Grund das Alleinfutter für Arbeitspferde. Noch heute füttern es die Heidjer regelmäßig ihren Kutschpferden in der Lüneburger Heide. Hafer, ein großartiges Lebensmittel, und seine Haferflocken sind prallvoll mit gesunden Inhaltsstoffen, gerade für den Darm, die Bauchspeicheldrüse und die Leber. Sie enthalten besonders viele wasserlösliche Ballaststoffe, die die Darmperistaltik (Muskeltätigkeit der Verdauungsorgane) verbessern und für einen niedrigen Blutzucker- und Insulinspiegel sorgen. Diese Getreideflocken sind als „schiere Naturmedizin" gesund für den ganzen Körper. Leider kannst du selten Haferbrot kaufen, denn es besitzt einen geringen Anteil an Klebereiweiß, was zum Backen notwendig ist. Beim Selberbacken solltest du ein anderes Vollkornmehl wie Dinkel oder Roggen zusetzen.

Fiete schwärmt für leckeren Haferbrei!

Eine Alternative zum Brot – muss ja nicht jeden Tag sein – ist ein köstliches Hafergericht mit Sojamilch. Es lohnt sich wirklich, das auszuprobieren. Der Geschmack kommt beim Essen und die Power gleich hinterher. Keine Instantprodukte verwenden.

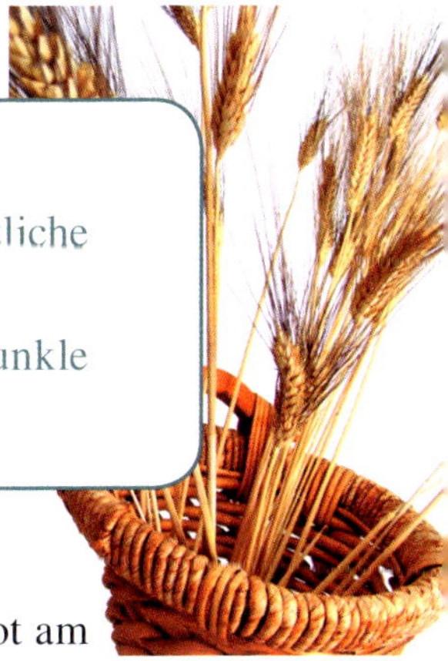

Haferbrei mit pflanzlicher Milch

Eine Tasse Haferflocken in zwei Tassen kochende pflanzliche Milch geben und etwa 10 Minuten ziehen lassen.
Dazu kann man Früchte, Beeren, Nüsse, Trockenobst, dunkle Schokolade oder Zimt geben.

Der feine Unterschied beim Brot

Der Unterschied zwischen Weiß-, Grau- und Vollkornbrot am Beispiel von Weizen:
Ein Korn besteht aus Keimling (viele Vitamine und Mineralien), Mehlkörper (vorwiegend Stärkemehl) und Samenschale (Ballaststoffe).

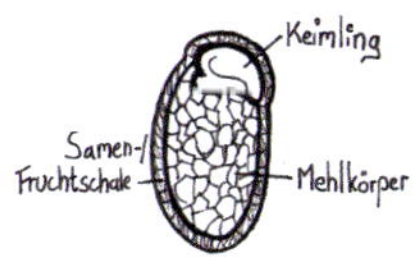

Beim Backen von Weißbrot wird der Mehlkörper verwendet. Bei Graubrot kommt neben dem Mehlkörper auch ein kleiner Teil der Samenschale und des Keimlings hinzu. Für Vollkornbrot wird das ganze Korn verwendet. Für Fiete bedeutet das: Je weniger Ballaststoffe, desto weniger Arbeit. Fiete wird faul.

Fietes Brot-Tipp

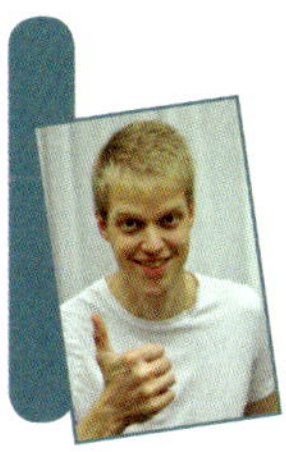

Iss nicht zu viel Brot. Kaufe nur gutes Brot, am besten Bio-Vollkorn. Meide Backstationen und versuche zum Frühstück mal einen Haferbrei. Man kann sich daran gewöhnen.
Bio-Dinkel-Vollkornbrot ist besonders zu empfehelen.

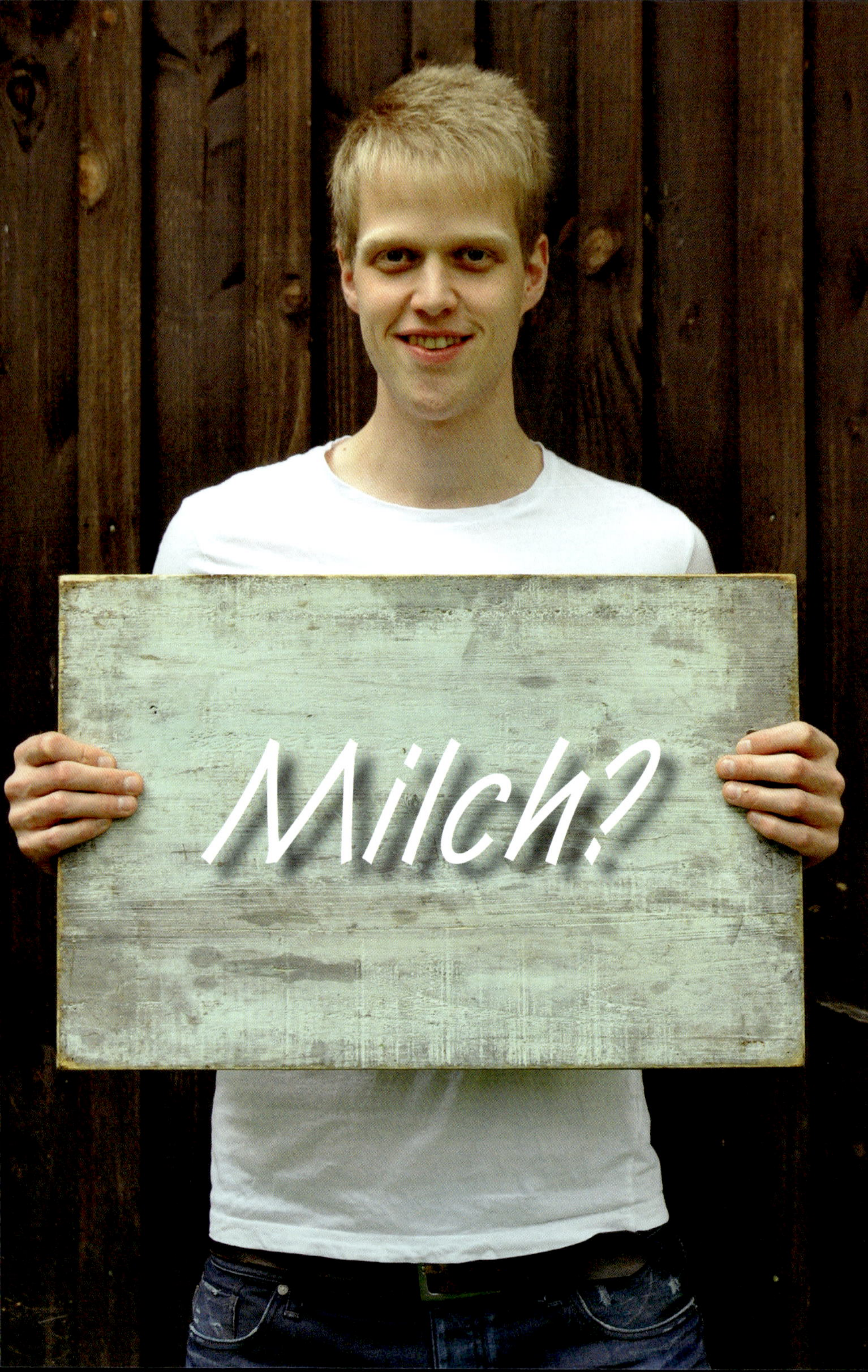
Milch?

Fiete gibt zu bedenken: Ist Kuhmilch gesund für uns Menschen?

Die Vorstellung von einem Glas frischer Milch, einem kühlen Erdbeer-Milchshake oder einem Becher mit heißem Kakao – das weckt bei dir sicher sofort Appetit und ein besonderes Gefühl von Genuss, Gesundheit und Gemütlichkeit.
Doch immer häufiger hörst und liest du: Vorsicht Milch! Dieses Grundnahrungsmittel und andere Produkte daraus können sogar „gefährlich“ für unsere Gesundheit sein. Stimmt das?

Die etwa 4,3 Millionen Kühe in Deutschland erzeugen etwa 30 Milliarden Liter Milch im Jahr.

Welche Mengen an Laktose müssen wir Darmis aufspalten und dann auch noch die Milch verdauen, wenn durchschnittlich jeder Deutsche 68 Liter Milch im Jahr trinkt?

Der Mensch mischt mit

Die Kuh liefert die Milch und dann beginnt der Mensch mitzumischen. Die Kritik der Ernährungswissenschaftler an den Haltbarkeits-, Transports- und Kühlungsmethoden der Milch nimmt zu. Das ist schon ein massiver Eingriff in das Gefüge der Inhaltsstoffe der Milch.
Die winzigen Fettkügelchen in der Milch werden dabei teilweise deformiert und ihre Membrane beschädigt. So können dann die freien Fette in der vom Menschen behandelten Milch

austreten. Das könnte ein Grund für die zunehmende Unverträglichkeit von Milch sein.

Nicht gerade gesund sind auch die Hemmstoffe oder Wachstumshormone, die in der Milch enthalten sein können. Wenn eine Menge von 50 Litern Milch täglich vom Kuheuter in die Behälter fließt, kommt es schon zu Entzündungen. Die werden in der Regel auch mit Antibiotika behandelt und können somit auch in die Milch gelangen.

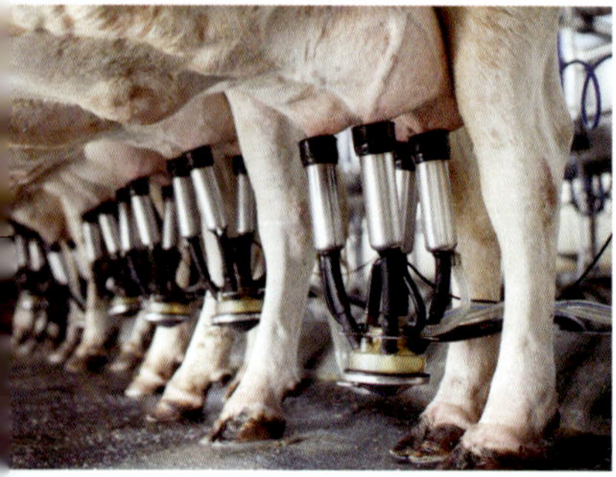

Frische Milch direkt vom Bauernhof ist, wie das sanfte Melken per Hand, die Ausnahme geworden.

Sag mir, wo die Gräser stehen?

Immer mehr Tierfreunde setzen sich für Milchkühe ein, denn die wenigsten dieser Weidetiere dürfen im Sommer einige Monate auf einer Weide grasen. Die meisten haben mit ihrer langen, rauen Zunge nie einen Grashalm geschmeckt oder wiederkäuend auf der Weide gelegen. Wer Wert auf Qualität legt, findet sie, auch wenn nur noch 2 Prozent der gesamten Milch von ökologischen landwirtschaftlichen Betrieben stammen. Dabei enthalten gerade diese die für den Menschen so wichtigen ungesättigten Fettsäuren. Und sie schmeckt auch noch besser.

Fiete erklärt, warum Chinesen keine Milch vertragen.

Eigentlich bin ich nicht geschaffen, Milch bzw. den Milchzucker darin, Laktose genannt, zu verdauen. Dazu ist das Enzym Laktase notwendig, was übrigens den meisten asiatischen und vielen afrikanischen Darmis völlig fehlt. Denen bekommt Milch einfach nicht. Die Folge: Blähungen, Durchfall und Übelkeit. Eine Krankheit oder ein Mangel ist das nicht, sondern eine deutliche Körpersprache: Bitte keine Milch!

Nichts geht über Muttermilch

Die Milch von der eigenen Mutter gilt seit Urzeiten als das ideale „Futter“ für Neugeborene, ob für Menschen- oder Tierbabys. Die Idee, Menschenbabys die Milch von Tiermüttern zu geben, ist allerdings ziemlich neu.

Erst vor etwa 12.000 Jahren kamen die Menschen mit der Landbewirtschaftung in Nordeuropa auf die Idee, Tiere zu halten und sich von deren Fleisch und der Milch zu ernähren.

In Afrika, in Südeuropa und Asien jedoch merkten die Bewohner bald, dass Tiermuttermilch für den Menschen nicht unbedingt kompatibel ist. Sie bevorzugten daher andere pflanzliche Nahrungsquellen, um ihren Bedarf an Calcium, Eiweiß, Vitamin D und weiteren wertvollen Inhaltsstoffen zu decken.

Milch ist stark schleimbildend

Milch wirkt von allen Nahrungsmitteln am stärksten schleimbildend. Die Atemwege, aber auch der Magen-Darmtrakt können bei zu hohem Konsum verschleimen. Nur ein freier Darm ohne Schlacken und Schleim kann Nährstoffe aus der Nahrung optimal ausnutzen. Wer viel Milch trinkt und glaubt, er versorge sich damit besonders ausreichend, kann ein Nährstoffdefizit bekommen.

Milch soll Kälber groß und stark machen

Die Aufgabe der Kuhmilch ist es, das Wachstum der Kälber in den ersten Monaten zu pushen. Ein Problem beim Verzehr von Milch kann sein, dass die Botschaft der Kuhmilch beim Menschen falsch ankommt, weil es in einer artfremden „Sprache" gesendet wird.
Schließlich ist die Milch der Kuh für das Kalb vorgesehen, das viermal schneller wächst als der Mensch. Kälber verdoppeln schon nach 40 Tagen ihr Geburtsgewicht. Ein Menschenbaby braucht dazu ein halbes Jahr.

Wie gesund ist Kuhmilch heute?

Es gibt wohl mehr unterschiedliche Meinungen und Studien darüber, ob Milch gesund oder ungesund ist, als Kuhrassen auf der Erde. Und das sind mehr als 150.
So sollen z.B. Frauen, die öfter als einmal am Tag Milchprodukte zu sich nehmen, im Vergleich zu Frauen, die höchstens dreimal im Monat Milchprodukte konsumieren, ein um 44 Prozent erhöhtes Eierstock-Krebsrisiko haben. Das hatte die Nurses` Health Study mit 88.000 Probanden ergeben.

Ein fast doppelt so hohes Risiko, an Prostatakrebs zu erkranken, hatten Männer, die zwei oder drei Gläser Milch am Tag tranken. Auf diese Aussage sollen sich 13 unabhängige Studien berufen. Die Forscher sind sich einig, dass Wachstumsfaktoren das Risiko von Krebs beim Menschen begünstigen können. Der relativ hohe Anteil an gesättigten Fettsäuren in der Milch soll einen negativen Einfluss auf den Stoffwechsel haben. So kann ein regelmäßiger Verzehr von Milchprodukten auch zu Arterienverengung und Herzinfarkt führen.

Gesunde Knochen durch Milch?

Das Argument, Milch sorge für gesunde Knochen und sei gut gegen Osteoporose, wird inzwischen angezweifelt. Etliche Gemüsesorten und vor allem Nüsse sorgen für eine höhere Knochenmineraldichte.

Calcium-Giganten

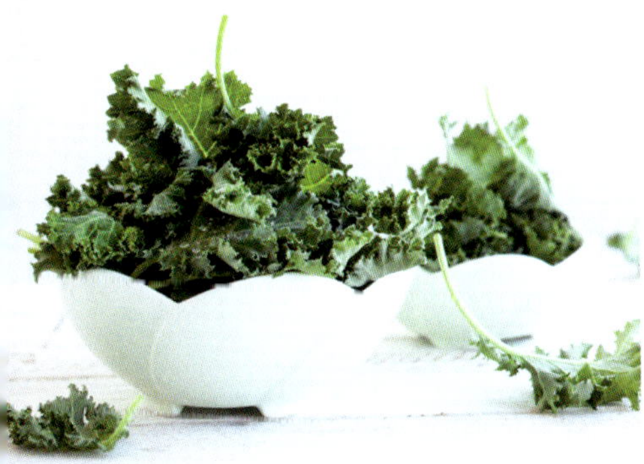

	Calcium (mg/100g)
Bärlauch	75
Grüne Bohnen	60
Broccoli	60
Endiviensalat	55
Fenchelblatt	110
Gartenkresse	215
Grünkohl	210
Löwenzahn	165
Mangold	105
Petersilie	180

Sesam ist ein Calcium-Star

Die natürliche Kombination aus Calcium und Magnesium macht Sesam besonders wertvoll: für Knochen, Knorpel, Gelenke, Zähne und Muskeln – damit auch für den Darm.
Sesam enthält in etwa 6,5-mal so viel Calcium wie Milchprodukte.
Sesam: 780 mg Calcium pro 100 g
Milch: 120 mg Calcium pro 100 g

Was ist mit den Kälbchen?

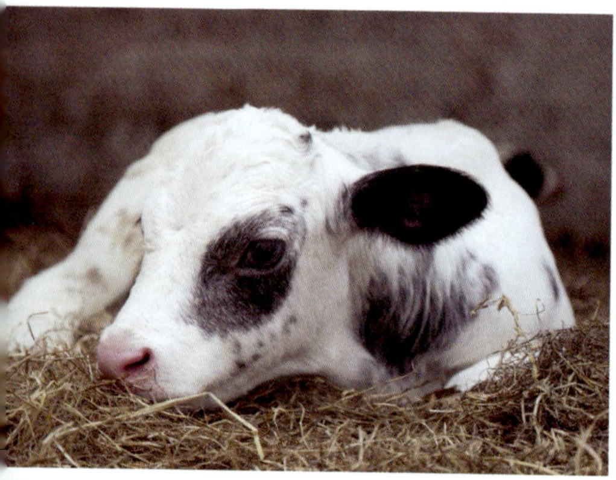

Die Natur hat es so vorgesehen, dass Säugetiere nur dann Milch geben, wenn sie Nachwuchs geboren haben. Das gilt auch für Kühe. Die etwa acht Liter Milch, die ein Kalb täglich trinkt, beanspruchen die Menschen für sich und ebenso weitere 42 Liter. Diese „Übermengen" produzieren die Hochleistungskühe heute im Schnitt durch den Einfluss der Menschen. Das gerade geborene Kalb im modernen Milchbetrieb wird seiner Mutter sofort weggenommen. Es bekommt Milchersatz aus einem Nuckeleimer.

Bei aller Modernisierung:

Die Mutterinstinkte sind geblieben und damit die Gefühle. Noch gibt es keinen Knopf am PC im technisierten Kuhstall, um das Rufen der Kälber nach der Mutter und das verzweifelte Muhen der Mutterkuh abzustellen.
Die weiblichen Kälber wachsen zu Milchkühen heran und werden meist ab neun Monaten trächtig; die männlichen werden drei bis sechs Monate lang gemästet, bis sie im Schlachthof enden. Davon gibt es dann das „ zarte“ Kalbfleisch.
Ihre Mütter werden im Gegensatz zu den Kühen von früher, die etwa 15 Jahre alt wurden, im Alter von vier bis fünf Jahren geschlachtet. Dann sind sie auch verbraucht. Vielleicht ein Grund mehr, weniger Milch zu trinken.

Milch-Varianten

- Kraftvolle Calciumlieferanten sind pflanzliche Varianten:
- Hafermilch
- Reismilch
- Sojamilch
- Nussmilch (z.B. Mandelmilch, Haselnussmilch)
- Sesammilch

Beim Kauf auf Bio-Qualität achten, möglichst ohne Zuckerzusatz und den Vermerk „Plus Calcium“ (oft künstlich zugesetzt).

Fiete mag Käse

Obwohl Käse ungesättigte Fettsäuren enthält, soll der (mäßige) Verzehr nicht das Risiko für Herz-Kreislauf-Erkrankungen erhöhen. Es wird vermutet, dass das im Käse enthaltene Vitamin K 2, auch als Menachinon bekannt, dabei eine Rolle spielt.
Vitamin K2 wird von Mikroorganismen gebildet unter anderem auch von den Bakterien unserer eigenen Darmflora. Über die Darmzellen kann es dann auch direkt aufgenommen werden und unseren Körper bei der Blutgerinnung und der Knochenbildung unterstützen. Da zur Herstellung von Käse auch Verdauungsenzyme und Bakterien hinzugefügt werden, ist dieses Milchprodukt leichter zu verdauen.

Ist Ziegenkäse gut als Schutz vor Krebs?

So einige gesundheitsfördernde Wirkungen werden der Ziegenmilch zugeschrieben. So gilt sie als krebsverhütend, lebensverlängernd, verdauungsfördernd und kräftigend.
Entscheidend für die Schutzwirkung vor Krebs sollen die Ubichinon 50 sein, die für eine gesunde Zellfunktion nötig sind. Es handelt sich dabei um biologisch hochwertige Verbindungen mit einer hohen Zahl an Kohlenstoffatomen, die die Zellatmung aktivieren. Ziegenmilch stimuliert so die körpereigene Abwehr.

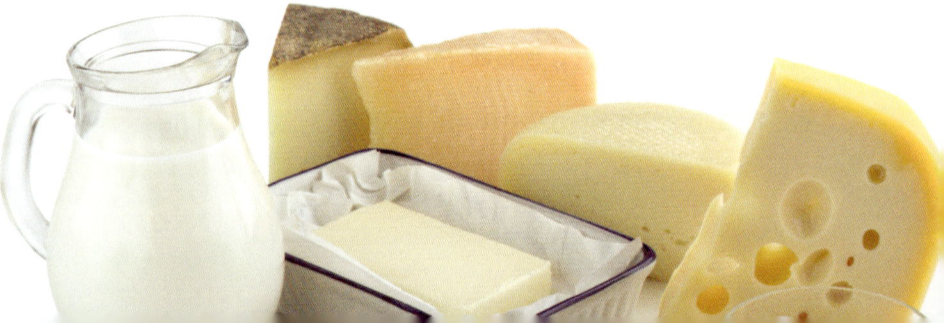

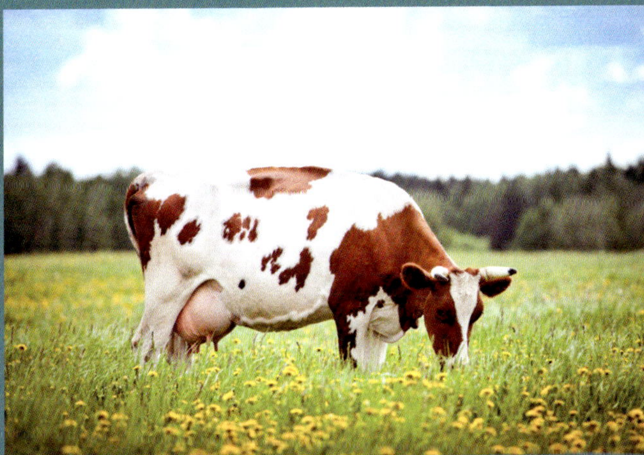

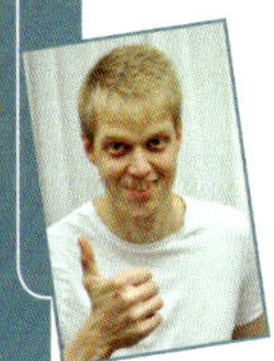

Fietes Milch-Tipp:

Vielleicht möchtest du nicht auf einen Schuss Milch im Kaffee verzichten. O.k., damit kann ich umgehen. Ein Glas kalte Buttermilch (hat ja auch besonders viel Calcium) schmeckt im Sommer erfrischend. Auch die Quark-Öl-Kur von Johanna Budwig gilt wegen der besonderen Kombination aus Öl und Eiweiß als Naturheilmittel. Aber drei Glas Milch am Tag? Das muss wirklich nicht sein. Du bist doch kein Kalb.

Bei Milch solltest du die gute Qualität schmecken lernen. Ist die Milch eher leicht säuerlich und bitter, hatten die Kühe Stress, schlechte Futterqualität und wenig Tageslicht. Die Milch von Weidekühen ist geschmackvoller und hat mindestens doppelt so viel Omega-3-Fettsäuren wie die von Stallvieh.

Ziegenmilchprodukte sind Kuhmilchprodukten gegenüber zu bevorzugen.

Die Quark-Öl-Kur nach Johanna Budwig

Die Kombination macht es!

Die Krebsforscherin Dr. Johanna Budwig entdeckte schon vor 60 Jahren, wie wichtig ungesättigten Fettsäuren für unseren Körper sind.
Völlig neu war so ihre Quark-Öl-Kur. Ein wichtiger Teil dieser Kur ist eine Kombination aus Öl und Eiweiß. Mit Erfolg setzte die Ärztin sie gegen unterschiedlichste Krankheiten ein, wie Demenz, Depressionen und vor allem gegen Krebs.

Warum ausgerechnet die Kombination aus Quark und Öl?

Einige Bestandteile von Quark und Öl sind ideale Verbindungspartner. Wenn sich die Aminosäuren des Quarks mit der Linolsäure des Leinöls verbinden, wird Sauerstoff freigesetzt. Diese Ernährung lässt die Zellen unseres Körpers „atmen".
Die Kombination aus Öl und Quark wirkt sich zudem vorteilhaft auf die Gehirnzellen und das Immunsystem aus.

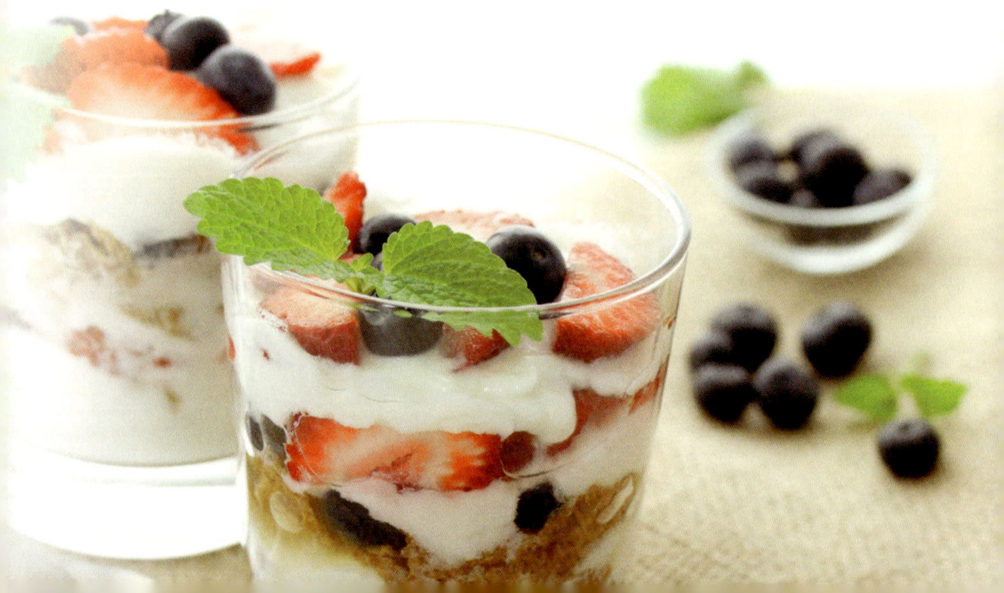

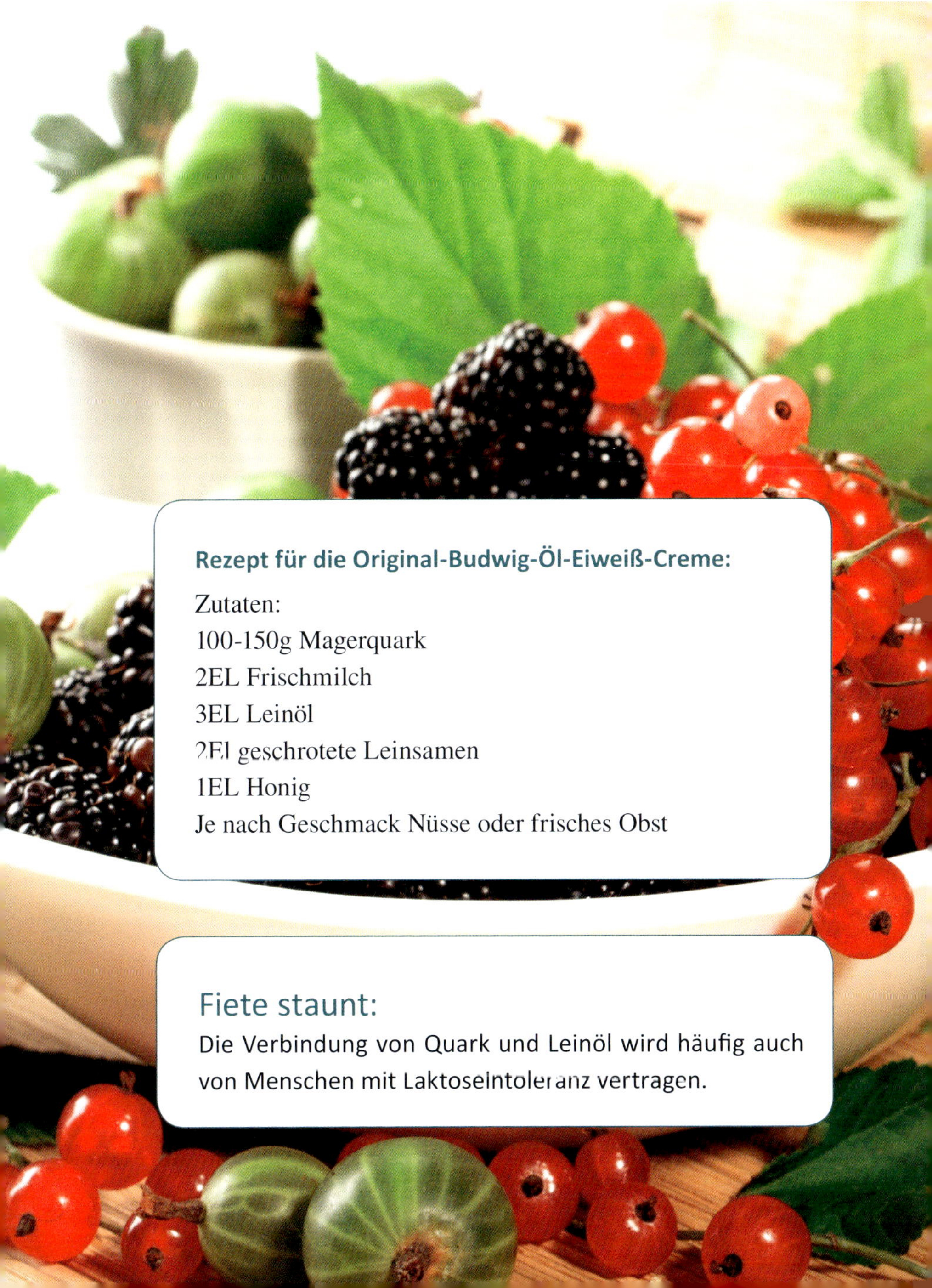

Rezept für die Original-Budwig-Öl-Eiweiß-Creme:

Zutaten:
100-150g Magerquark
2EL Frischmilch
3EL Leinöl
2El geschrotete Leinsamen
1EL Honig
Je nach Geschmack Nüsse oder frisches Obst

Fiete staunt:

Die Verbindung von Quark und Leinöl wird häufig auch von Menschen mit Laktoseintoleranz vertragen.

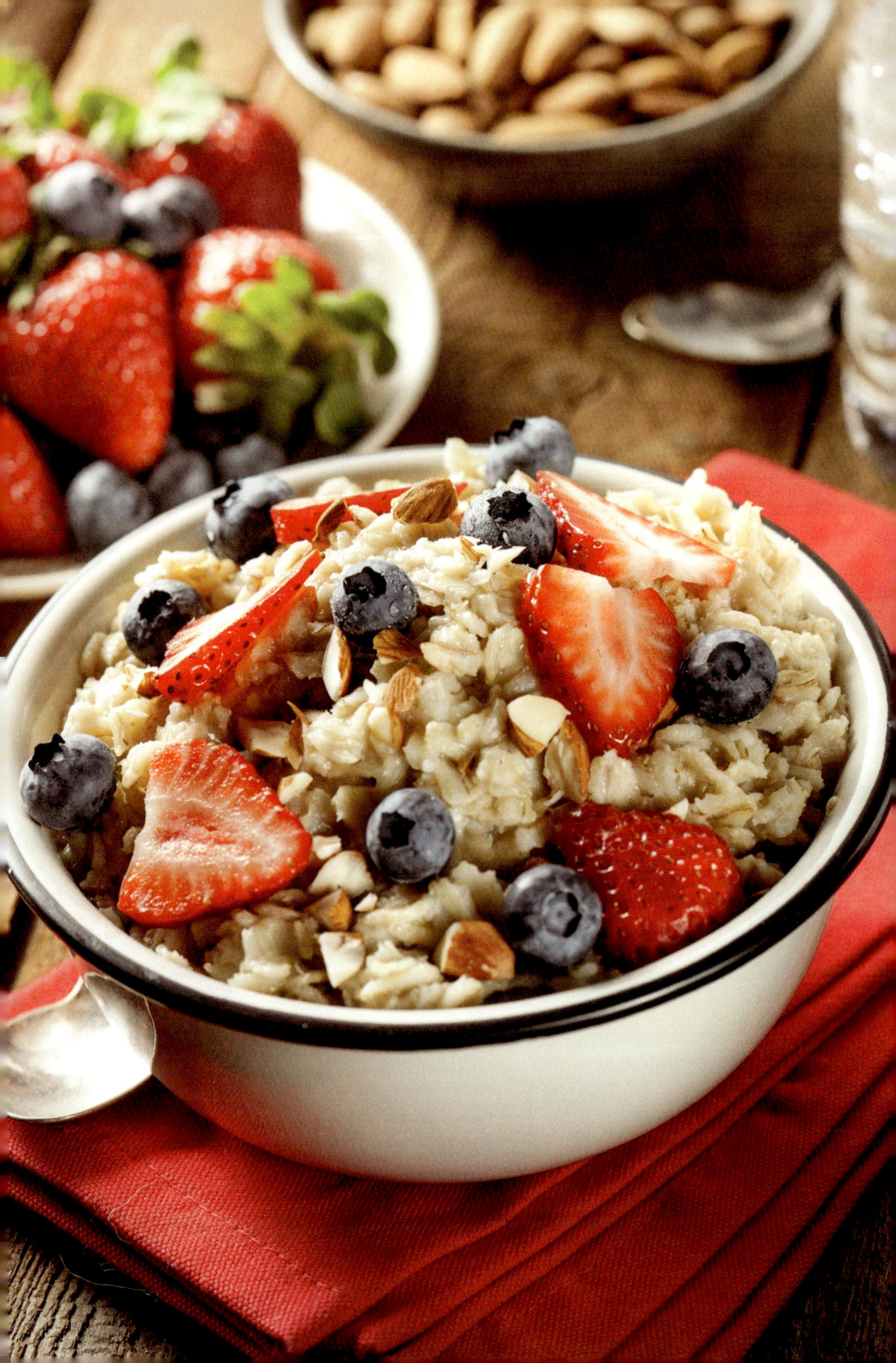

8

Ballaststoffe findet Fiete gar nicht schwer

Sie sind Fietes „Fietness-Quelle“

Die Bezeichnung Ballaststoffe erinnert dich sicher an lästige Lasten, die man mit sich schleppen muss. Doch bei deiner Ernährung sind gerade diese Stoffe, die nur in Pflanzen vorkommen, alles andere als beschwerlich. Und sie schmecken auch noch köstlich.

Ballaststoffe stellen das Gerüst der Pflanzen dar. Die Fasern, Schalen und Zellwände geben ihr Stabilität und ermöglichen so das Wachstum.

Ballaststoffe quellen im Magen durch die Körper- und Nahrungsflüssigkeiten auf und geben dir ein Sättigungsgefühl. Außerdem regeln Ballaststoffe den Stuhlgang und sorgen für ausreichende Volumen. Ich kann wichtige Mineralien und Vitamine aus ihnen herauslösen. Die Darmbakterien zersetzen die Ballaststoffe; dabei vermehren sie sich und werden aktiv. Das ist großartig für deine Gesundheit. Auch sind Ballaststoffe wie Handfeger und Schwämme, die mich regelrecht putzen, für Sauberkeit sorgen und auch Giftstoffe, sowohl Schwermetalle und Pestizide, aber auch Abbauprodukte, entfernen. Leider nehmen die meisten derzeit durchschnittlich nur 19 Gramm zu sich. Das ist zu wenig.

Kannst du das bitte ändern?

Die mindestens 30 Gramm Ballaststoffe täglich, die die Deutsche Gesellschaft für Ernährung empfiehlt, sind eine wahre Fitnessquelle für mich. Ich bzw. meine Muskeln bekommen richtig was zu tun.

Ballast für die Schiffe

Das Wort „Ballast“ stammt aus der Seefahrt. Als Ballast wird eine schwere, aber wertlose Ladung bezeichnet. Sie sorgt für Stabilität des Schiffes, wenn das eigentliche Frachtgut zu leicht ist.

Fietes fünf Tricks für mehr Ballast

- Das beginnt schon beim Frühstück: Der reichhaltige Haferbrei ist eine gute Wahl, aber auch andere Getreideflocken eignen sich. Dazu Obst, Leinsamen, Sesam, Rosinen und kleingehackte Nüsse.
- Steige auf Vollkornprodukte um. Denn dieses Brot, diese Nudeln und dieser Reis sättigen eher und füllen die empfohlenen 30g an Ballaststoffen auf. Zum Vergleich: 100g Vollkornnudeln liefern etwa 8,5g Ballaststoffe, weiße Spaghetti dagegen nur 3,5g.
- Nüsse als kleiner Zwischensnack. Obst – vor allem Beeren – Salate oder Rohkost vor dem Essen schaffen etliche Gramm an Ballaststoffen.
- Wenn du von der Notwendigkeit der wichtigen Ballaststoffe überzeugt bist, bisher aber eine Vorliebe für Weißbrot, geschälten Reis und Kekse hattest, dann stelle dich langsam um. Denn ich bin ein „Gewohnheitstier“. Auf plötzlich große Ladungen Ballast reagiere ich schnell mal mit Blähungen, Völlegefühl und Bauchkrämpfen.
- Viel trinken, eventuell mehr als sonst, denn Ballaststoffe quellen auf und binden Wasser.
- Flohsamenhülsen oder Weizenkleie sind großartige Ballaststoffe, doch ohne reichlich Flüssigkeitszufuhr kann es zu Problemen kommen.

Top-Liste der Ballaststoffe

Inulin	88g/100g
Flohsamenhülsen	80g/100g
Weizenkleie	49g/100g
Leinsamen	39g/100g
Getrocknete Aprikosen	17g/100g
Getrocknete Feigen	13g/100g
Haferflocken	10g/100g
Maronen (Esskastanien)	8.5g/100g

Warum machen Ballaststoffe satt?

Man muss länger und intensiver kauen. Sie quellen auf und bleiben dadurch länger im Magen. Das macht satt und damit sind Ballaststoffe wahre Schlankmacher.

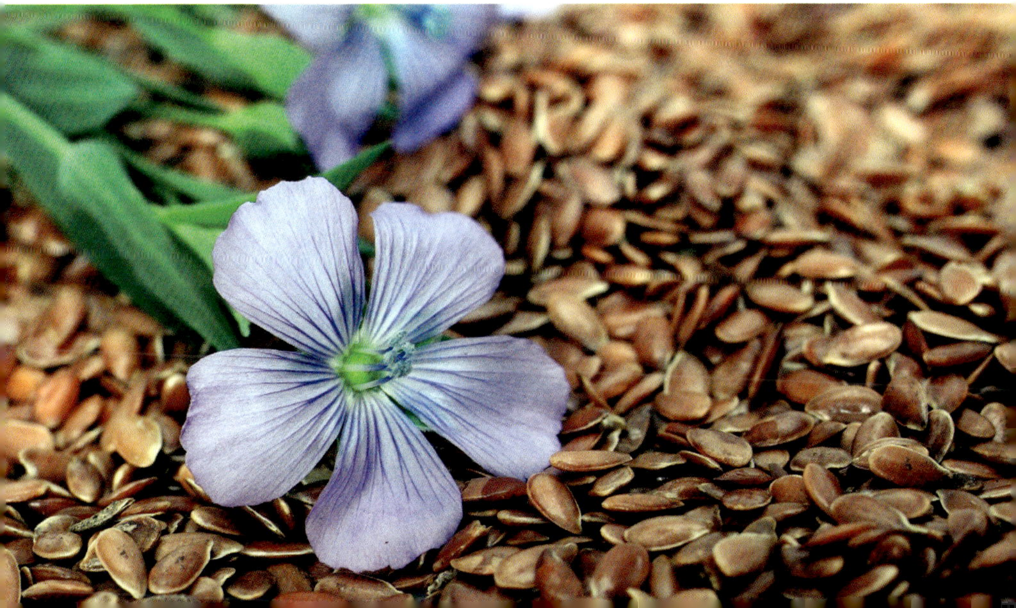

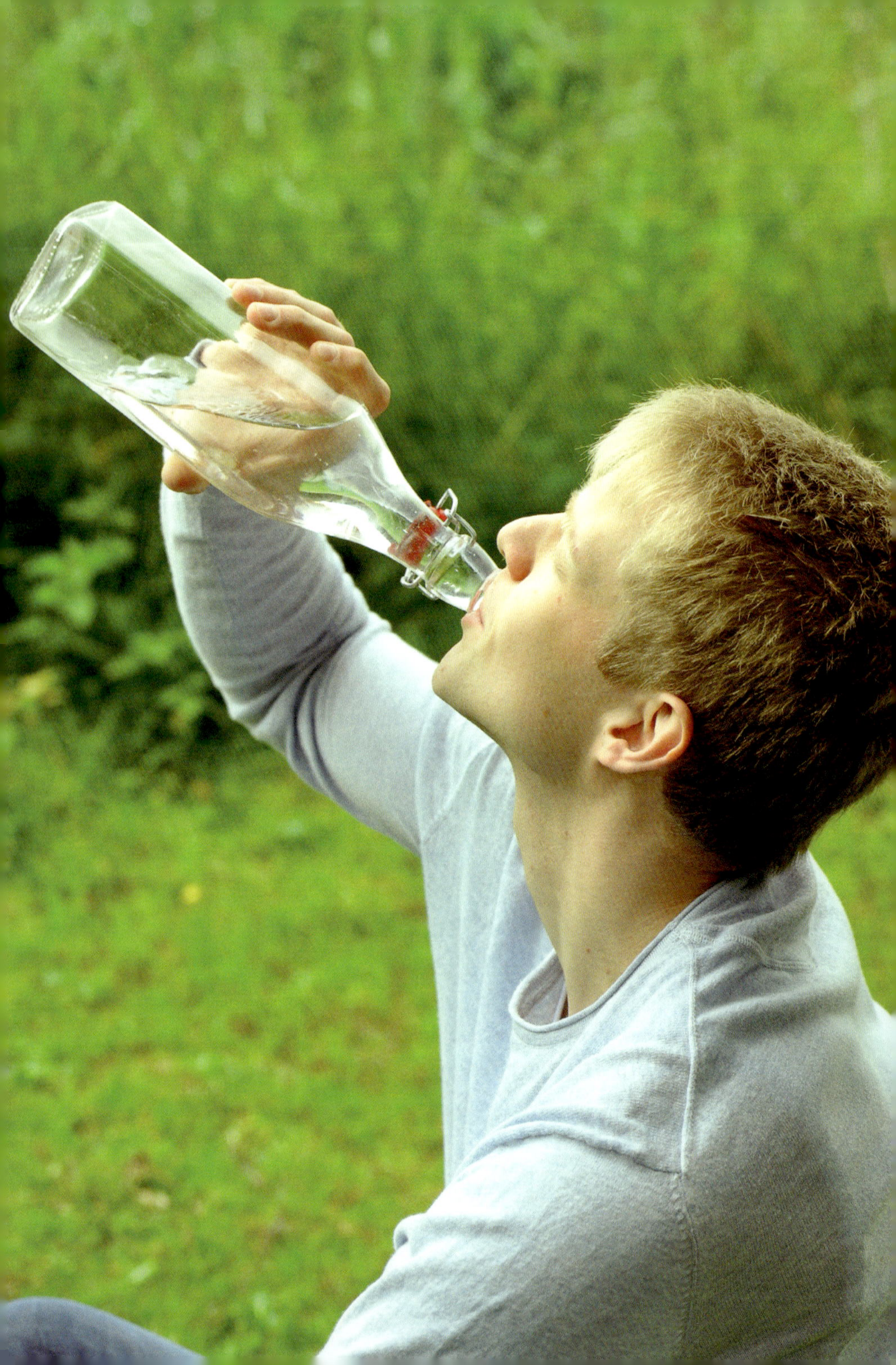

9

Fiete wünscht: Prost Wasser! Werde zum Wasser-Schluckspecht

Gehörst du auch zu den Menschen, die zu wenig trinken? Ich meine frisches, klares, reines, stilles Wasser? Das solltest du ab sofort ändern!
Ganz ohne Wasser könnest du nicht länger als vier Tage leben, mit zu wenig Wasser zwar viele Jahrzehnte, aber dein Körper leidet und verdorrt wie eine Pflanze.
Wasser zu Wasser! Dein Körper besteht zu 75% aus Wasser (das Gehirn sogar zu 90%). Darum ist es wichtig, dass du regelmäßig trinkst, da für alle Vorgänge in deinem Körper, wie für den Transport von Nährstoffen, Enzymen, Vitaminen, Spurenelementen und überhaupt allem, aber ebenso für den Abtransport von Gift-, Abfall- und Ausscheidungsstoffen, ständig Wasser zur Verfügung stehen muss.
Wasser hält meine Verdauungssäfte, ebenso das Blut, die Lymphe und andere Körperflüssigkeiten im Fluss. Nur mit diesem Transportmittel funktionieren dein Stoffwechsel und dein Herz-Kreislaufsystem. Fehlt Wasser, wird dein Blut dicker. Es fließt langsamer und bringt somit weniger Sauerstoff in den Körper.

Fietes Trink-Tipps

- Wenn du möchtest, dass der Tag für mich gut beginnt, trinke gleich nach dem Wachwerden ein großes Glas Wasser, am besten lauwarm. (Das ist reine Gewohnheitssache. Danach dann Kaffee oder Tee.) Dadurch wird der Flüssigkeitsverlust während der Nacht im Körper ausgeglichen und alles beginnt zu fließen.
- Empfehlenswert ist es, pro Tag etwa zwei Liter Wasser zu trinken, bei 50 kg Körpergewicht etwa 2 Liter pro Tag, bei 100 kg etwa 3 Liter. Der Wasserbedarf richtet sich also auch nach deinem Körpergewicht, der körperlichen Tätigkeit und den jeweiligen Temperaturen. Im Sommer ist der Wasserbedarf entsprechend höher.
- Vor den Mahlzeiten (eine halbe Stunde vorher) solltest du etwas Wasser trinken. Dadurch können die sauren Verdauungssäfte aus dem Magen beim Übergang in den Darm neutralisiert werden. Das verhindert Völlegefühl oder Sodbrennen.
- Verzichte zum Essen und direkt nach dem Essen auf ein Getränk. So werden die Magensäfte nicht verdünnt und der Verdauungsprozess verzögert sich nicht. Zwischen den Mahlzeiten reichlich Wasser trinken.

- Stilles Wasser ist „Sprudelwasser“ vorzuziehen, denn die Kohlensäure muss vom Körper erst verarbeitet werden. Mineralwasser in Glasflaschen kaufen. Plastikflaschen können Schadstoffe abgeben.
- Nicht zu heiß trinken, denn die empfindliche Speiseröhre wird dadurch in Mitleidenschaft gezogen. Nachweislich kann das sogar zu Krebs führen. Tee auf etwa 65 Grad Celsius abkühlen lassen.
- Reines, klares Wasser ist besser als jedes andere Getränk. (evt. einen Filter benutzen). Weder Kaffee, noch Tee, Bier, Saft, Milch und so weiter haben diesen Reinigungseffekt. Koffein- und teinhaltige Getränke regen die Nierentätigkeit an. Dadurch wird vermehrt Wasser ausgeschieden. Ideal ist es, mit Wasser „nachzutanken“.
- Vor Sport, Training und körperlicher Arbeit Wasser trinken, denn ein akuter Wassermangel kann durch Schwitzen zu Konzentrations- und Leistungsmängeln sowie Schwäche führen.
- Wenn du generell wenig Obst und Gemüse isst, solltest du mehr Wasser trinken. Die pflanzliche Nahrung, vor allem Obst, deckt einen Teil deines Flüssigkeitsbedarfs ab.

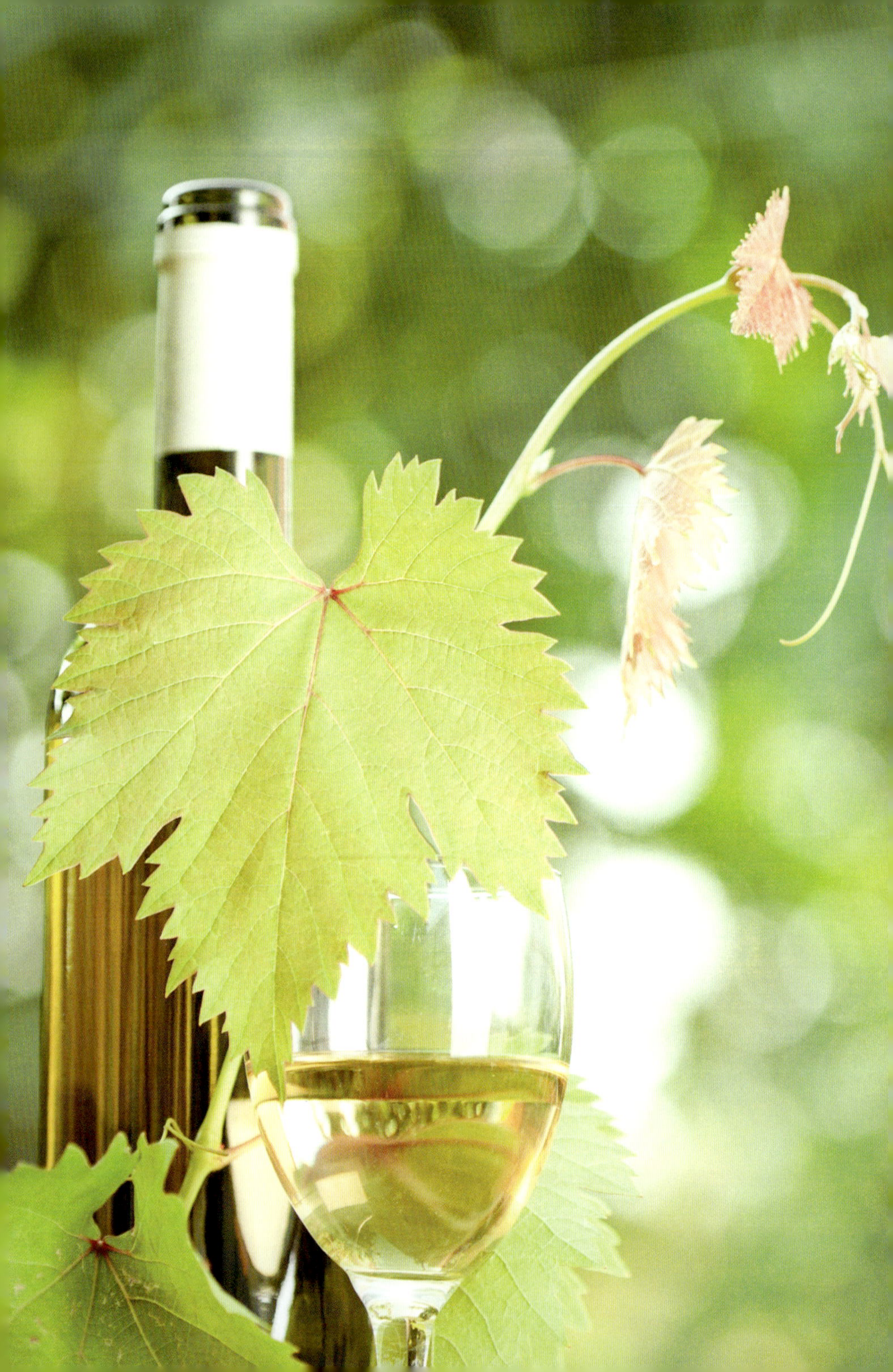

10

Was meint Fiete zu Prosecco & Co.?

Alkohol ist eine Droge – auch wenn du es vielleicht nicht gern liest und zu den Menschen gehörst, die gern und regelmäßig ein Glas (oder mehr) Wein oder Bier trinken: Alkohol ist ein Zellgift.
Nicht nur für mich, in dem sich die üblen Kolibakterien gern daran laben und wachsen, sondern besonders für die Leber, das Gehirn und das Herz.
Auf seinem Weg im Körper vom Mund bis zur Blase kann Alkohol in deinem Körper erheblichen Schaden anrichten, insbesondere auch meine empfindliche Schleimhaut angreifen und beschädigen.
Die Folge: Dadurch gelangen giftige, von den Darmbakterien ausgeschiedene Stoffe in die Blutbahn. Die Leber als Entgiftungsorgan muss nun reagieren. Während sie sich dem Alkoholentgiften widmet, baut sie kein Fett ab. Dadurch wird krankmachendes Fett eingelagert. Und du nimmst zu.

Denn: Ein Glas Bier hat 105 Kilokalorieren, ein Glas Wein 85.
Je hochprozentiger der Alkohol, umso größer ist seine zerstörerische Wirkung. Bei ständigem Alkoholkonsum wird das

Lebergewebe hart und knotig, schlecht durchblutet und kann seine Arbeit nicht mehr ausführen.

Schnell können ein oder zwei oder drei Glas Wein oder Bier am Abend zu einer Gewohnheit werden, damit du angeblich besser entspannen oder einschlafen kannst. Allerdings ist der Schlaf danach weniger erholsam, du atmest schwerer und schnarchst. Dein Körper bekommt weniger Sauerstoff.

Absolutes Alkoholverbot besteht für Kinder

Da das Gehirn und viele Organe noch nicht vollständig ausgebildet sind, werden sie in ihrer Entwicklung gestört. Achtung: In etlichen Nahrungsmittel sind Konservierungsstoffe enthalten, in Zutatenlisten verzeichnet zum Beispiel als Ethylalkohol oder Ethanol.

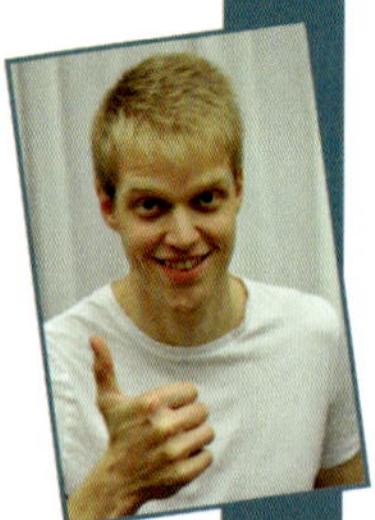

Fietes Tipp:

Gehe achtsam mit Alkohol um! Zu einem besonderen Anlass ist es o.k. „anzustoßen“. Auch hin und wieder ein Glas Rotwein oder ein Glas Bier. Regelmäßig Alkohol trinken und zu viel davon macht dich krank, dick und schadet deinem Aussehen.

Erst die Feier – dann der Kater

So manchem gemütlichen Beisammensein oder einer Festlichkeit folgt nach zu vielen Gläsern Alkohol am nächsten Morgen ein Kater – eine Alkoholintoxikation – mit Schwindel, Übelkeit, Kopfschmerzen, Müdigkeit, Erbrechen, Zittern oder anderen unangenehmen Begleiterscheinungen. Mit den vierbeinigen Samtpfoten hat dieser Zustand weniger zu tun, stammt der Begriff doch eher von dem Wort Katarrh ab. Damit wird eine Entzündung der Schleimhäute bezeichnet.

„Wer einen Kater hat, kann im Badezimmerspiegel zum Glück nicht die rote, entzündete Innenseite seines Magens betrachten“, schreibt so auch Dr. Verburgh zum Thema „Kater“ bzw. „Alkohol als Zellgift“.

Schuld an dem Zustand ist das Acetaldehyd, ein giftiges Abbauprodukt des Alkohols. Es behindert die Zellen in ihren Funktionen und heftet sich an ihre Membranen.

Da Alkohol dem Körper Flüssigkeit, Mineralien und Elektrolyte entzieht, kommt es zu den typischen Kopfschmerzen oder Druckgefühl an den Schläfen.

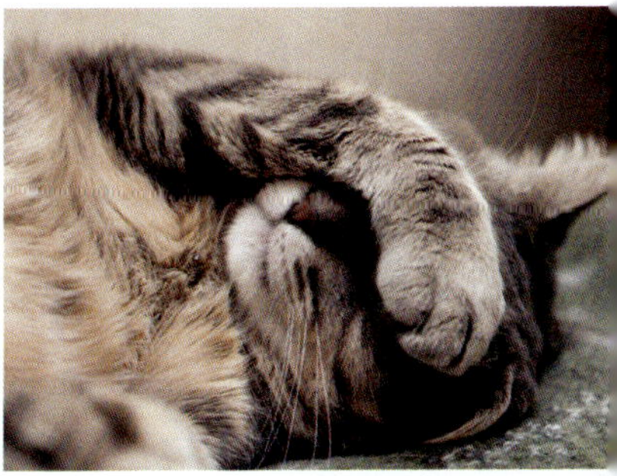

Der beste Rat gegen einen Kater ist natürlich: Keinen Alkohol oder in Maßen!

Einige Tipps gegen einen Kater:

- Viel Wasser oder Melissentee trinken.
- Den Kopf kühlen. Verdünntes Pfefferminzöl auf Stirn, Schläfen und Nacken leicht einmassieren. Das erfrischt.
- Ein Espresso mit etwas Zitronensaft soll gut gegen Kopfschmerzen sein.
- Frisches Obst mit Honig beschleunigt den Alkoholabbau.
- Spazieren gehen und dabei tief atmen. Das tut dem lädierten Kreislauf gut.
- Gegen die „Fahne“ hilft das Kauen auf einem Salbeiblatt oder auf Petersilie.

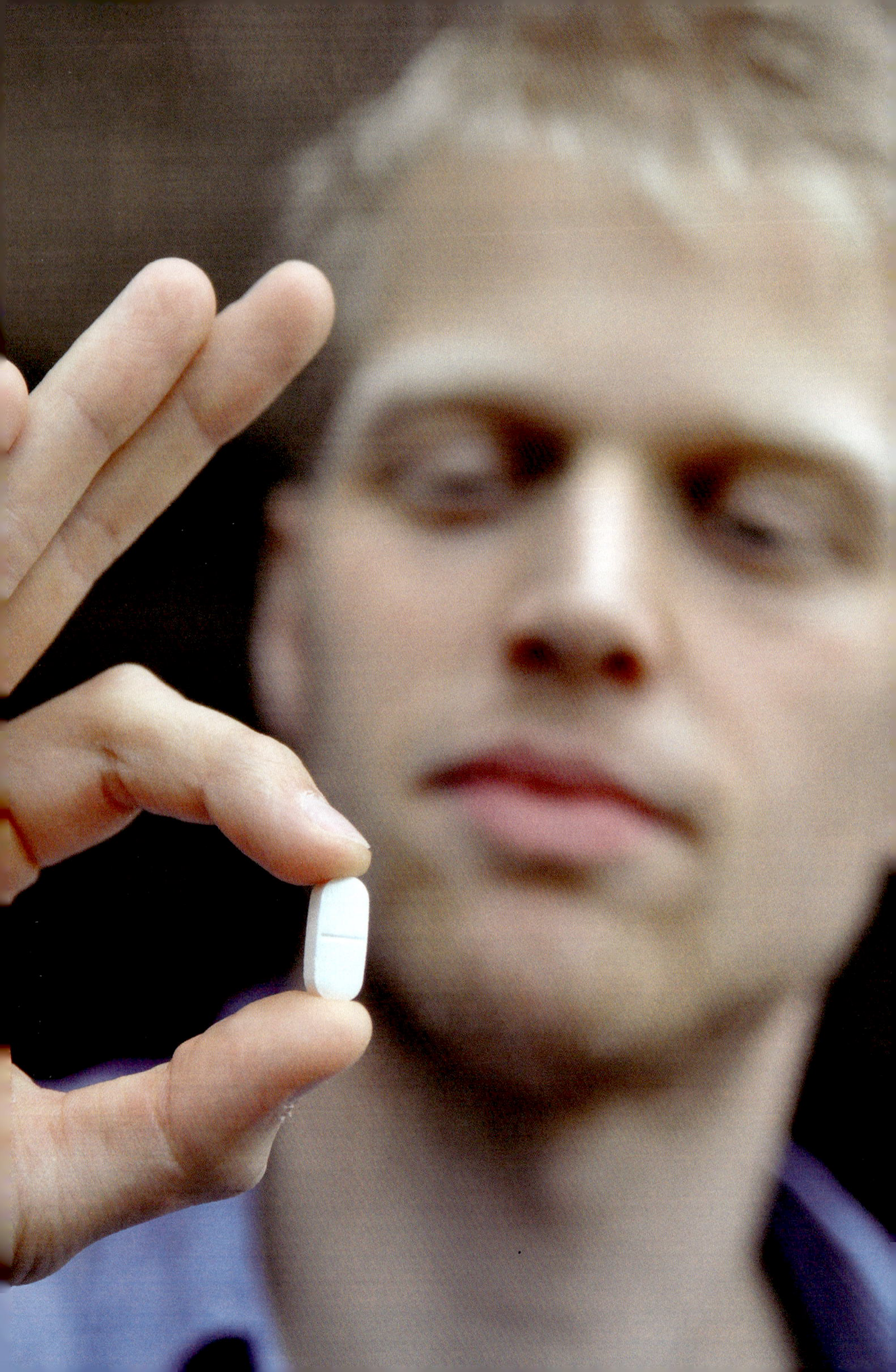

11

Was hält Fiete von Nahrungsergänzungsmitteln?

Ja oder Nein? Ja und Nein!

Manchmal möchte ich an deine Bauchwand klopfen und dir signalisieren: „He du, ich hätte jetzt gern mal mehr Vitamin B für meine Mikroorganismen“ oder „Kümmere dich mal um Magnesiumnachschub. Das fehlt mir gerade für meine Transportmuskeln.“ Statt Klopfen mache ich mich zusammen mit dem Kopfhirn auf meine Art verständlich, wenn mir etwas fehlt: Entweder fühlst du dich müde, antriebslos, hast Wadenkrämpfe, Schlafstörungen, keine Kondition – oder aber du bekommst plötzlich Appetit oder auch Heißhunger auf ein bestimmtes Nahrungsmittel, wie auf einen Apfel, grünen Tee oder auf Heidelbeeren.

Wenn du diese isst, können wichtige Inhaltsstoffe wie die Polyphenole (sekundäre Pflanzenstoffe) geschädigte Zellschichten in meinem Innern ausbessern und die Räume zwischen den Zellen der Darmwand schließen. So können schädliche Stoffe diese Schicht nicht passieren und gelangen auch nicht ins Blut.

Zeitweise benötigen ich und auch der übrige Körper gewisse Nahrungs-Ergänzungen, vor allem wenn deine Ernährung einseitig ist oder du besonders belastet bist.

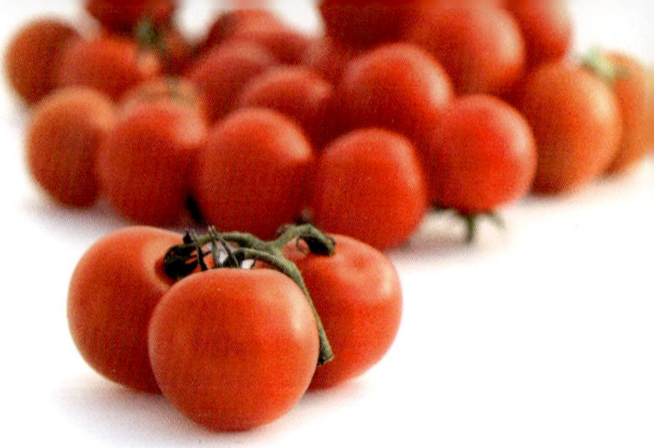

„Marzipan-Obst“ ohne viel Inhalt

Du meinst vielleicht, du ernährst dich gesund und abwechslungsreich und versorgst so deinen Körper optimal mit allen notwendigen Nährstoffen. Damit musst du nicht unbedingt richtig liegen.

Seit Jahrzehnten werden Obst und Gemüse immer mehr im Hinblick auf die Optik und weniger auf nahrhafte Inhaltsstoffe gezüchtet. Die Ware soll sich makellos wie Marzipan-Obst in den Frische-Abteilungen der Supermärkte präsentieren.

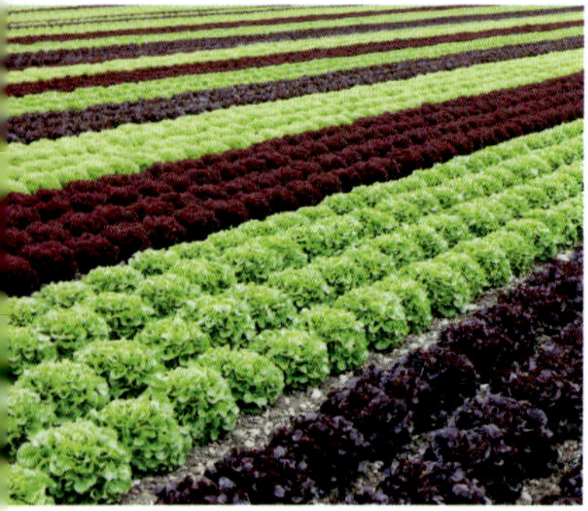

Doch ausgelaugte, überdüngte und ausgebeutete Böden bieten den Pflanzen oft zu wenig Nährstoffe. Hinzu kommen abgebrochene Reifeprozesse, vorzeitige Ernten, moderne Kultivierungstechniken, lange Transportwege und chemische Konservierungsmethoden. Das ist alles andere als „ pflanzengerecht“ oder „verbrauchergesund“.

So mancher Birne würde ein bisschen mehr Sonne nährstoffmäßig besser bekommen als Kühlraumtemperaturen und eine Plastikverpackung.

Sinnvoll einige Mittel zur Nahrung ergänzen

Belegt durch groß angelegte wissenschaftliche Studien kommt der Mediziner und Altersforscher Dr. Verburgh zu folgendem Ergebnis:
Sinnvolle Nahrungsergänzungsmittel sind **Magnesium** (330-600 Mikrogramm pro Tag) und **Vitamin B-Komplex** bestehend aus Vitamin B1, B2, B3, B5, B6, B9 und B12 (kann nicht überdosiert werden). Die Vitamine B1, B2, B3, B5 sind sozusagen das Öl im Getriebe des Stoffwechsels, während die Vitamine B9 (Folsäure) und B12 für die Anfertigung und Unversehrtheit der DNS zuständig sind. Vitamin B wird sofort über den Darm aufgenommen und in den Körper abgegeben.
Vitamin D 3 ist ein wichtiger Stoff für den gesamten Körper. Viele Menschen sind jedoch unterversorgt. Vitamin D ist für den Aufbau der Knochen und die Calciumaufnahme wichtig. Es beeinflusst das Immunsystem positiv und schützt somit vor Krebs, Herz-Kreislauferkrankungen und Diabetes. Frauen, die genügend Vitamin D einnehmen, sollen ein geringeres Brustkrebsrisiko und eine erhöhte Lebenserwartung haben.
Das Argument, die Sonne liefere genug

Solche Mengen schafft kein Mensch

„Man müsste heute 10-mal so viel Obst und Gemüse essen, um die gleiche Menge an Vitaminen und Mineralstoffen wie vor 50 Jahren zu bekommen", meint der Anti-Aging Pioneer Dr. Al Sears. Der gut gemeinte Rat vieler Ernährungsexperten, so zu essen wie unsere Großeltern, klappt nicht unbedingt. Um Mängel auszugleichen, müssten wir unsere Darmis ständig überladen.
Mit einer willkürlichen Einnahme von Nahrungsergänzungsmitteln ist das Problem auch nicht behoben. Falsche Dosierungen können eher schaden.

Vitamin D, trifft nicht immer zu. Denn ursprünglich kommt die Gattung Mensch aus Afrika, wo reichlich Sonnenlicht vorhanden war. Heute leben gerade wir Deutschen, ebenso die Engländer, Iren und Holländer, die meiste Zeit in Häusern, bewegen uns in Autos, schützen unseren Körper mit Kleidung und Sonnencreme gegen Hautkrebs und bekommen dadurch zu wenig Vitamin D.

Vitamin D-Mangel greift vor allem das Immunsystem der Nerven an, was wiederum einen Schaden für den ganzen Körper bedeutet. Es kann von MS bis Depressionen, Krebs, Autoimmunkrankheiten und Infektionskrankheiten reichen.

Auch Jod und Selen, aber nach Absprache mit dem Doktor

Zu den sinnvollen Nahrungsergänzungsmittel zählt Dr. Verburgh ebenso Jod und Selen, wobei gerade Selen gut für das Immunsystem ist. Empfohlen werden Selen-Hefe-Kapseln, etwa 100 Mikrogramm pro Tag.

Jod ist sehr wichtig für den Stoffwechsel und für den Antrieb der Energieprozesse. Bei der Einnahme von Jod sollte man sich medizinisch beraten lassen, denn ein Überschuss kann gefährlich sein.

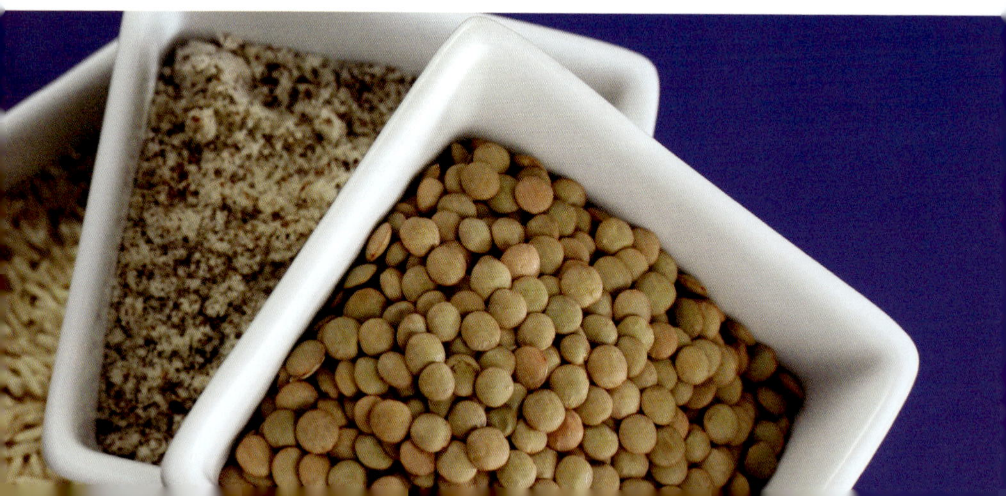

Natürliche Quellen

Magnesium enthalten zum Beispiel einige Mineralwässer, Vollgetreide, Bierhefe, Weizenkeime, Reiskleie mit Keim, Nüsse, Maronen, Hülsenfrüchte, Fleisch, Trockenobst und grünes Blattgemüse.

Selen kommt in Vollkornprodukten, Pilzen und ganz besonders in Zwiebeln und Knoblauch vor. Es ist auch in Kokosnussprodukten wie Kokosöl und- flocken, Nüssen, Hirse und Vollkorngetreide enthalten.

Wichtige **Vitamin B-Lieferanten** sind Weizenkeime, Reiskleie mit Keim, Bananen, Feldsalat, Grünkohl, Spinat, Makrele und Rindfleisch.

Vitamin D-Quellen sind Fische wie Makrele, Lachs oder Hering, Eigelb, Käse, Hefe und Getreidestoffe.

Fiete rät:

Nahrungsergänzungsmittel sind keine Lutschbonbons! Ein Bluttest ist sinnvoll und dann gezielt Nahrungsergänzungsmittel nehmen. Keine Pille kann jedoch alle Stoffe liefern, die Gemüse, Obst, Hülsenfrüchte, Nüsse und andere natürliche Lebensmittel an Wertvollem für deine Gesundheit bereithalten.

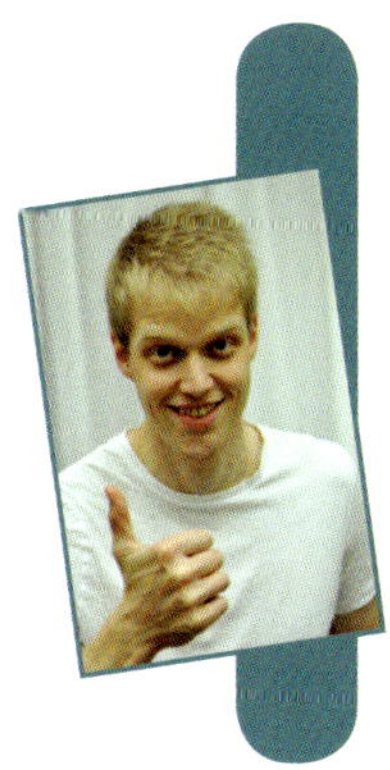

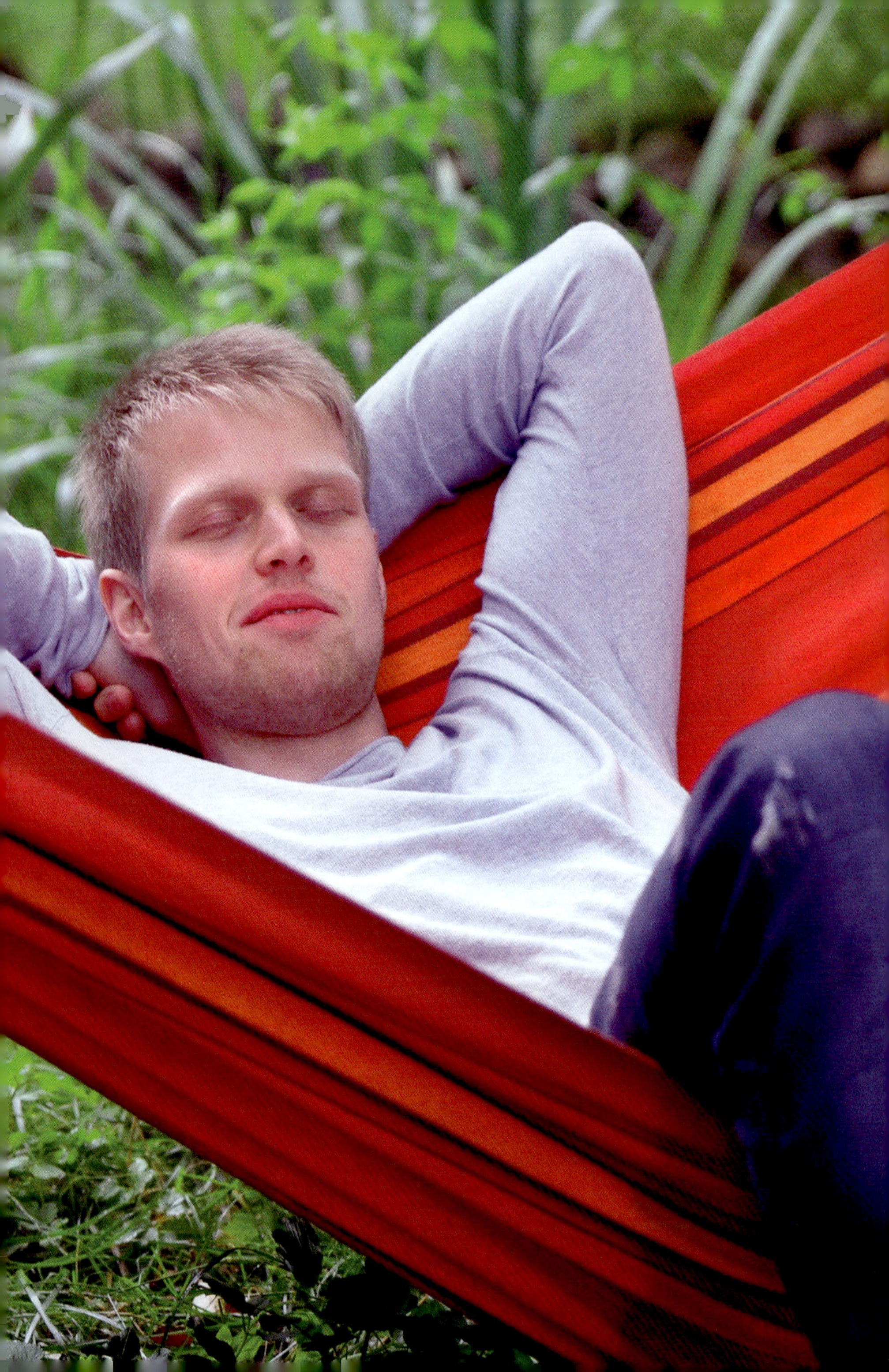

12

Fiete liebt relaxen – Lass einfach mal los und entspann dich!

Macht sich bei dir auch öfter mal dein verspannter Rücken oder Nacken schmerzhaft bemerkbar? Dann ist meist nicht nur dieser bestimmte Teil deines Körpers betroffen.
Verspannungen ziehen sich durch den gesamten Körper und darunter leide auch ich. Durch deine Verkrampfungen verliere auch ich meine Power und kann nicht mehr richtig arbeiten. Denn: Nur in einem unverkrampften Menschen ist auch ein gesunder, entspannter Darm.

So sieht Verspanntheit aus:

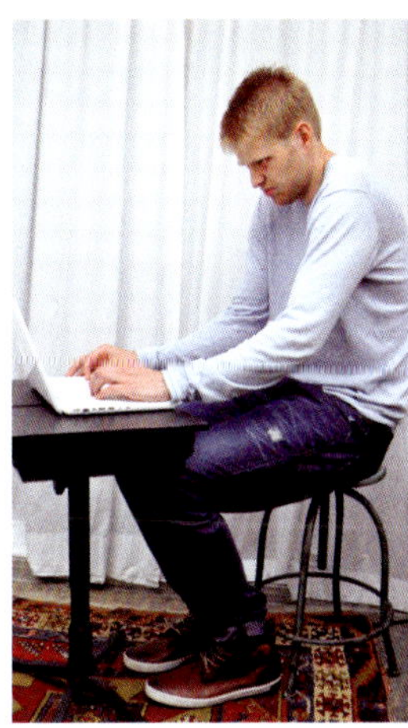

Schon unseren Urahnen war Stress bekannt, wenn Gefahren drohten. Ihre Reaktion: Angriff oder Flucht.
Du ziehst dagegen bei Stress die Schultern hoch, beißt die Zähne aufeinander, ballst die Hände zu Fäusten – dein Muskeltonus steigt. Das wird dir nicht einmal bewusst, denn es passiert häufig und überall, ob bei der Arbeit im Büro, bei der Hausarbeit, beim Autofahren oder sogar beim Sonntagskrimi vor dem Fernseher. Aber du kannst etwas dagegen tun.

Fietes beste Entspannungs-Übungen

Yoga

Yoga vermittelt Gesundheit auf allen Ebenen. Durch das Üben der verschiedenen Yogastellungen können körperliche Spannungen gelöst werden. Außerdem wird der Körper gestärkt und flexibel. Das gilt auch für die Rücken- und Bauchmuskeln, die so gekräftigt werden und dem Darm mehr Halt geben.

Die progressive Muskelrelaxation

Es geht darum, sich bewusst anzuspannen und locker zu lassen. Einzelne Muskelgruppen werden vom Kopf bis zum Fuß nacheinander für einige Sekunden angespannt. Danach folgt eine bewusste Entspannungsphase von 30 bis 45 Sekunden.
Die Methode des US-Mediziners Edmund Jacobson (1888-1976) lässt den Unterschied zwischen An- und Entspannung spürbar machen. Das bedeutet, unser Körper ist Stressattacken nicht mehr ausgeliefert.

Qi-Gong

Dabei handelt es sich um eine chinesische Meditations-, Konzentrations- und Bewegungsform. Diese Übungen regen die Harmonisierung und Regulierung des Energieflusses im Körper an.

Tai Chi

Die Bewegungsabläufe sollen fließen und so Körperspannung, Entspannung, Atmung und Aufmerksamkeit ins Gleichgewicht bringen.

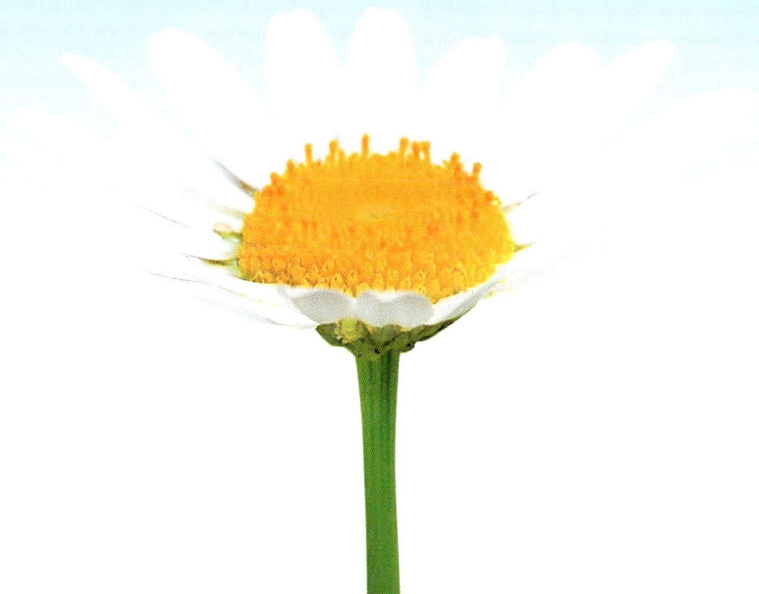

Tägliches Meditieren

(siehe auch Bauchmeditation) trägt zu einem entspannten Körper und Geist und zu mehr Gelassenheit bei und schützt vor Stress.

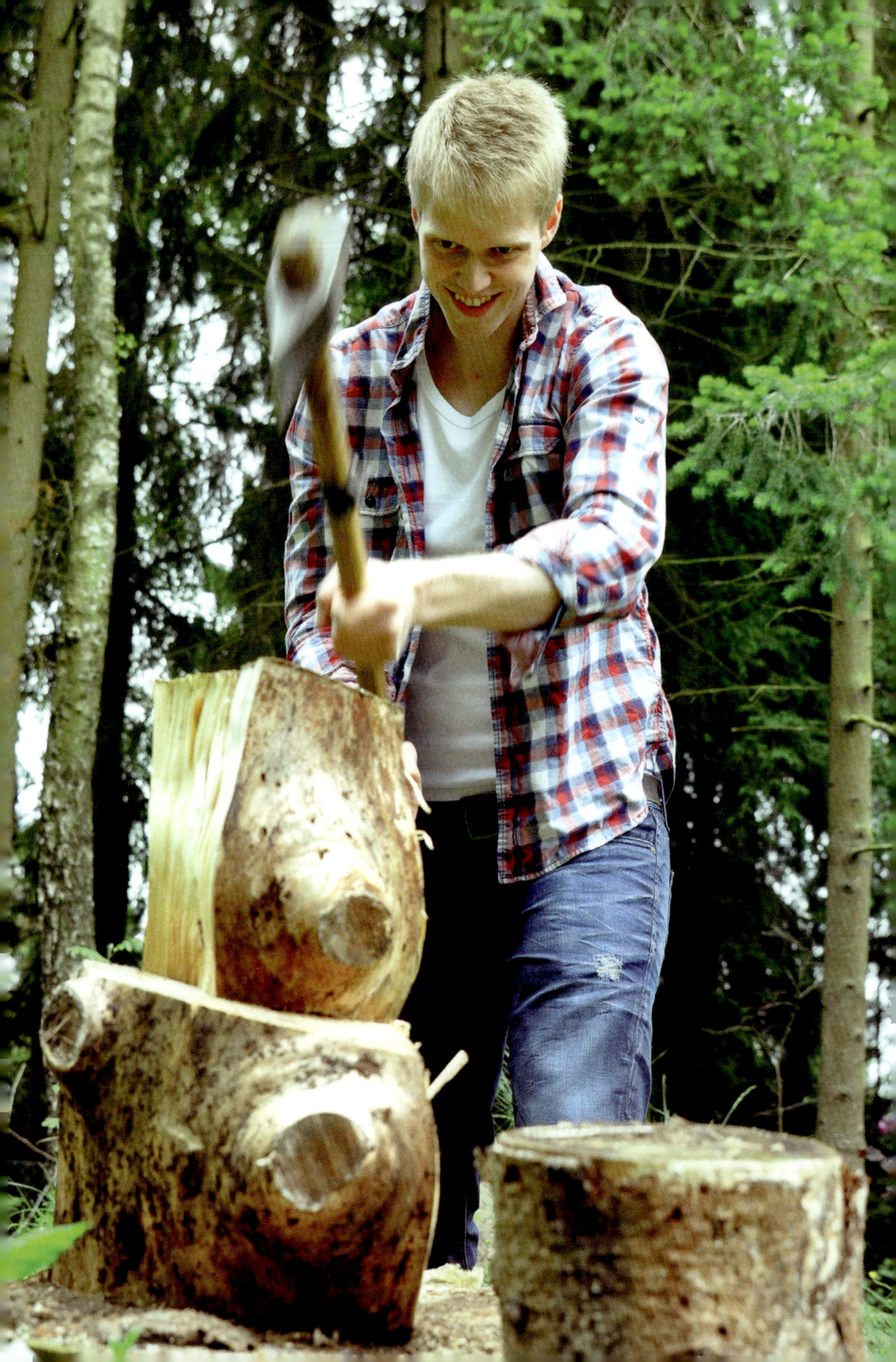

13

Fiete jubelt bei Sport und Spiel – Come on and move!

Bis vor 8000 Jahren legte der Mensch beim Jagen und Sammeln täglich etwa 15 Kilometer zurück. Und was machst du? Gehörst du zu den 80 Prozent der Deutschen, die knapp 500 Meter am Tag gehen und etwa neun Stunden und mehr am Tag vorwiegend sitzen? Doch dein Körper ist heute wie damals für Bewegung vorgesehen. Die fatale Folge: Bei der körperlichen Unterforderung bilden sich deine Muskeln zurück, Bänder und Sehnen verkürzen sich und alle biologischen Abläufe in deinem Körper werden auf „Sparflamme" gesetzt. Und auch ich werde bei so viel Untätigkeit träge. Das äußert sich durch Blähungen, Völlegefühl und Verstopfung. Außerdem fühle ich mich eingeengt wie in einem Käfig.

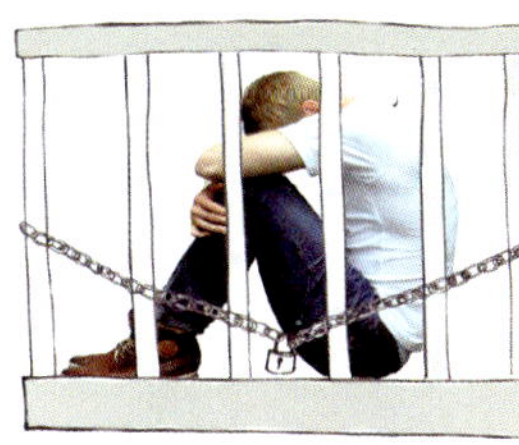

Der erste Schritt beginnt im Kopf

Wenn du dich dagegen regelmäßig bewegst, regt das deinen Kreislauf an, versorgt deinen Körper mit lebensnotwendigem Sauerstoff. Dein Herz schlägt gleichmäßiger, ich bin aktiver, die anderen Organe sind besser durchblutet und dein Risiko, krank und dick zu werden, sinkt.

Die besten Sportarten für Fietes Wohlbefinden:

Gehen, Wandern, Nordic Walking, Schwimmen und Gartenarbeit. Regelmäßig! Vor allem beim zügigen Gehen, wenn die Arme dabei frei schwingen und der ganzer Körper sich entspannt, kann Fiete im Bauchraum leicht mitschwingen und bekommt viel frische Luft. Die Stille in der Natur ist dabei eine entspannende Wohltat.

Großartig ist das leichte Wippen oder Auf-der-Stelle-Laufen auf dem Trampolin. Kein anderes Sportgerät schafft es, den Körper zu so viel tollen Aktionen zu motivieren. Es regt die Lymphzirkulation an, durchblutet die kleinsten Kapillargefäße, festigt das Gewebe, durchflutet den ganzen Körper mit Sauerstoff, und das Wichtigste: Es macht gute Laune! Vor allem mit Musik.

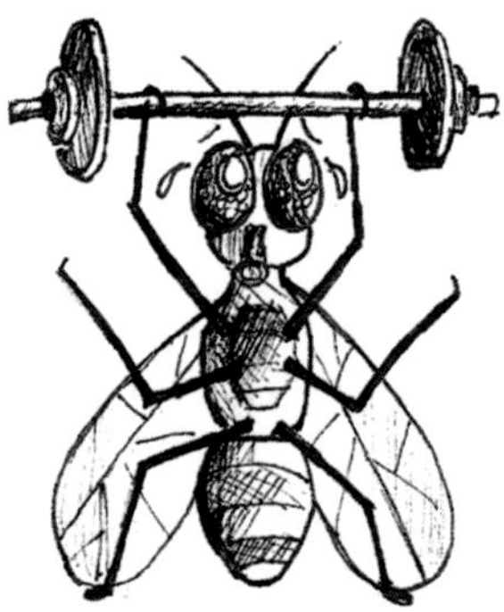

Für fast jede Art von Bewegung außer für Extremsportarten ist Fiete dankbar. Jeder sollte die Bewegungsform finden, die zu ihm passt und die ihm Spaß macht. Wichtig ist: Keine Eintagssportfliege sein! Das bringt nichts. Und auch im Winter nicht aufhören.

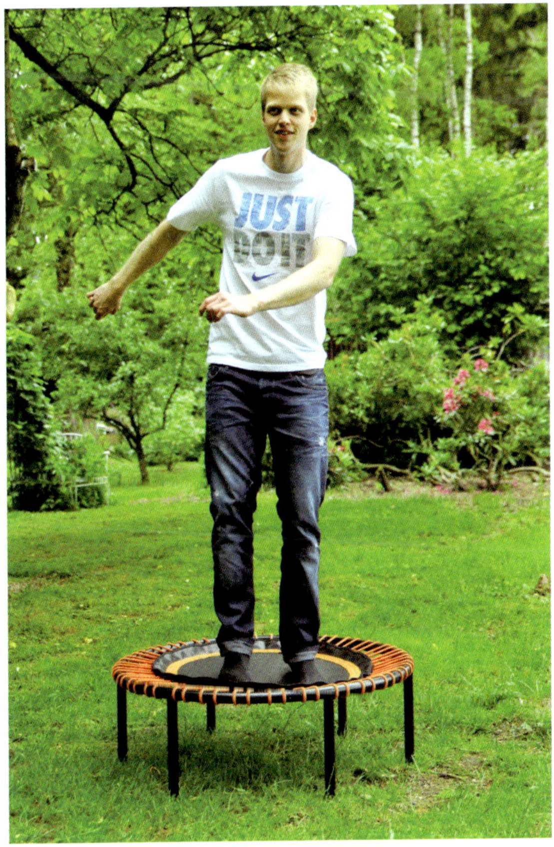

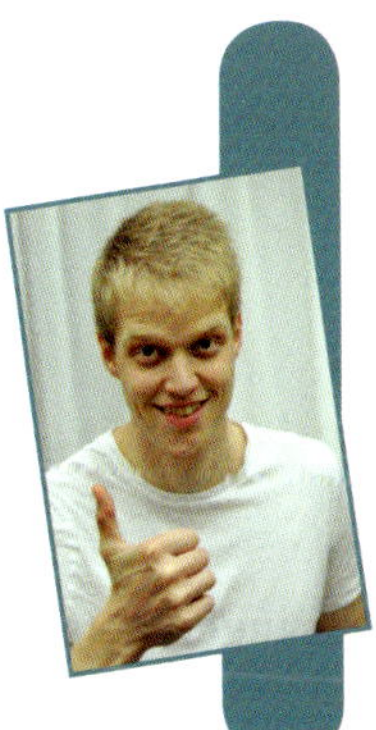

Fietes Tipp:

Die urtümlichste ideale Bewegungsart ist nun mal das Gehen: zügig, nicht zu langsam und mindestens eine halbe Stunde lang jeden Tag.

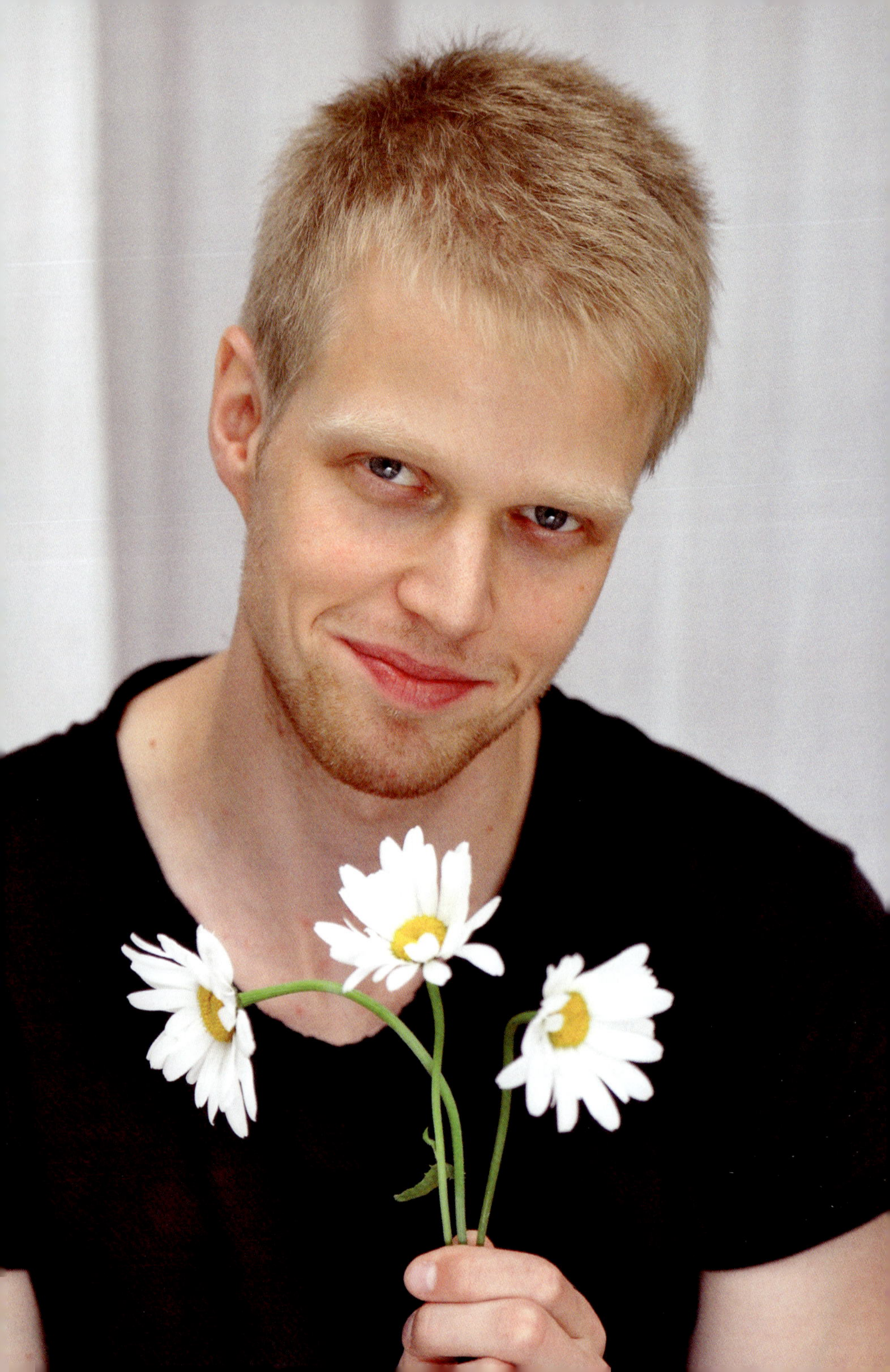

14

Fiete träumt von einer üppigen Darmflora

Die Welt der Darmbakterien

Meine mehr als 100 Billionen Darmbakterien sind genial. Sie beteiligen sich an der Energiegewinnung aus der Nahrung (entscheiden so auch mit darüber, ob du dick oder dünn bist). Sie beeinflussen das Immunsystem. Sie produzieren wichtige Vitamine wie Vitamin K und die B-Vitamine. Sie helfen bei der Entgiftung vor allem von Umweltstoffen. Sie wirken mit auf den Blutzucker- und den Cholesterinspiegel ein. Sie füttern mit ihren Stoffwechselprodukten meine Darmzellen.
Sie sorgen für einen intakten Darm, schützen vor krankmachenden Keimen und sorgen für gesunde Zellen. Das ist ganz schön viel!

Die Forscher haben noch viel zu tun

Bis heute sind längst nicht alle meine „Helfer" erforscht. Ich habe also noch viele Geheimnisse, die keiner entdeckt hat. Bekannt sind nur etwa 100 verschiedene Bakterienstämme, auch wenn die Wissenschaft auf Hochtouren daran arbeitet.
Zur Darm-Wohngemeinschaft gehören neben den Bakterien aber auch die Pilze und Viren.

Mit der richtigen Darmflora zum Traumgewicht

Wie sich mein buntes Bakteriengemisch zusammensetzt, hängt von deinen Erbanlagen, deiner Lebensweise, deinem Alter, aber vor allem auch von deiner Ernährung ab. Ob schlank oder dick, gerade für unser Gewicht ist die Vielfalt mit entscheidend. Wie das funktioniert, damit hat sich die Medizinerin Prof. Dr. Michaela Axt-Gadermann ausgiebig befasst. So soll es möglich sein, dass jeder mit der richtigen Darmflora zum Wunschgewicht und zu einer gesunden Lebensweise kommen kann.

Bakterien sollen auch in der Lage sein, Stoffe zu produzieren, die glücklich oder traurig machen. Die Medizinerin meint, dass sogar bei der Frage, ob gesund oder krank der Darm ein wichtiges Wörtchen mitzureden hat. Auch Stress und Ängste verändern die Darmflora und schwächen die guten Darmbakterien. Völlig falsch ist es, sich in so einer Situation mit Schokolade oder anderen Süßigkeiten abzulenken. Das beruhigt nur kurzfristig, zerstört wertvolle Keime und die dickmachenden Bakterienstämme breiten sich aus. Die „Schlankmacher-Bakterien“ verabschieden sich. Das heißt, Stress schadet nicht nur dem Herz-Kreislaufsystem, sondern macht auch noch dick.

Bei Stress erstmal tief durchatmen und runterkommen. Es gibt viele bewährte Methoden, auch die sanfte Bauchselbstmassage.

Fast 30 Krankheiten sind in Verbindung mit einer nicht intakten Darmflora zu bringen. Störungen können auch durch Antibiotika- Behandlungen, starke Medikamente, falsche Ernährung und übertriebene Hygienemaßnahmen entstehen.

Antibiotikum wirklich nur im Notfall

Nicht gleich bei jeder leichten Erkältung oder Blasenentzündung zum Antibiotikum greifen, es schädigt die Darmflora. Auch beim Verzehr von Fleisch aus Massentierhaltung ist Vorsicht geboten, da es Antibiotika-Rückstände enthalten kann. Ähnliches gilt auch für manche Lebensmittel, die nachweislich nicht biologisch sind.

Schädlich für die empfindliche Darmflora ist außerdem chlorhaltiges Leitungswasser; schließlich setzt man im Schwimmbad Chlor ein, um Bakterien zu töten.

Im Ausland sollte man chlorhaltiges Leitungswasser nicht trinken und nicht einmal die Zähne damit putzen.

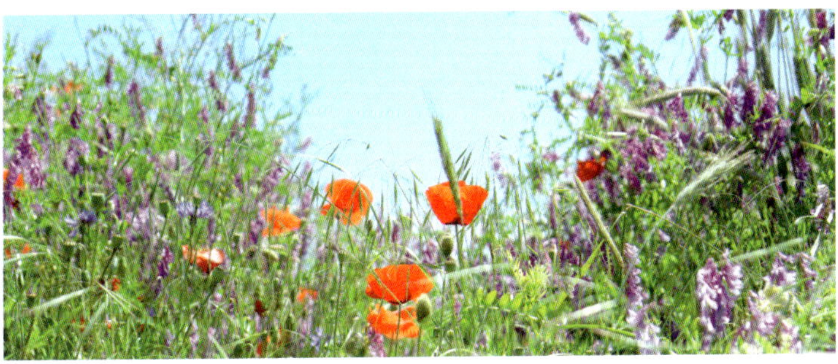

So blüht Fietes Darmflora auf

Schon zwei Äpfel am Tag können die Vermehrung der schlankmachenden Bifido-Bakterien fördern. Das Apfelpektin in der Schale vertreibt die Milchsäure- und andere „Moppelbakterien".

Mit einem Apfel ist es natürlich nicht getan. Ein gesunder Darm profitiert zum Beispiel von Chicorée, Spargel, Zwiebeln, Pilzen, Nüssen und Sojaprodukten.

Prä- und Probiotika sind ein Bakterien-Festessen

Präbiotika sind sozusagen das Futter für die Darmbakterien. Sie sind für ihre Arbeit und Vermehrung besonders wichtig. Präbiotika werden im Magen nicht verdaut und kommen deshalb direkt bei den Bakterien an. Die Bakterien freuen sich über das Festessen.
Präbiotika sind zum Beispiel in Inulin, Pastinaken, Porree, Chicorée und Artischocken enthalten.

Die probiotischen Bakterien begleiten den Menschen, leben in und mit ihm. Sie sind lebensnotwendig.
In einer gesunden Darmflora fühlen sie sich wohl. Wer sich ausgewogen ernährt und zum Beispiel sauer eingelegte Nahrungsmittel wie Gurken, Sauerkraut oder Käse isst, nimmt Probiotika zu sich. Diese Lebensmittel werden als fermentiert bezeichnet und enthalten Enzyme und aktive Bakterien. Empfehlenswert ist auch eine Tasse Espresso, Filter- oder Malzkaffee.
Bei einer gestörten Darmflora sollte man einen Arzt befragen und eventuell zusätzliche Probiotika einnehmen.

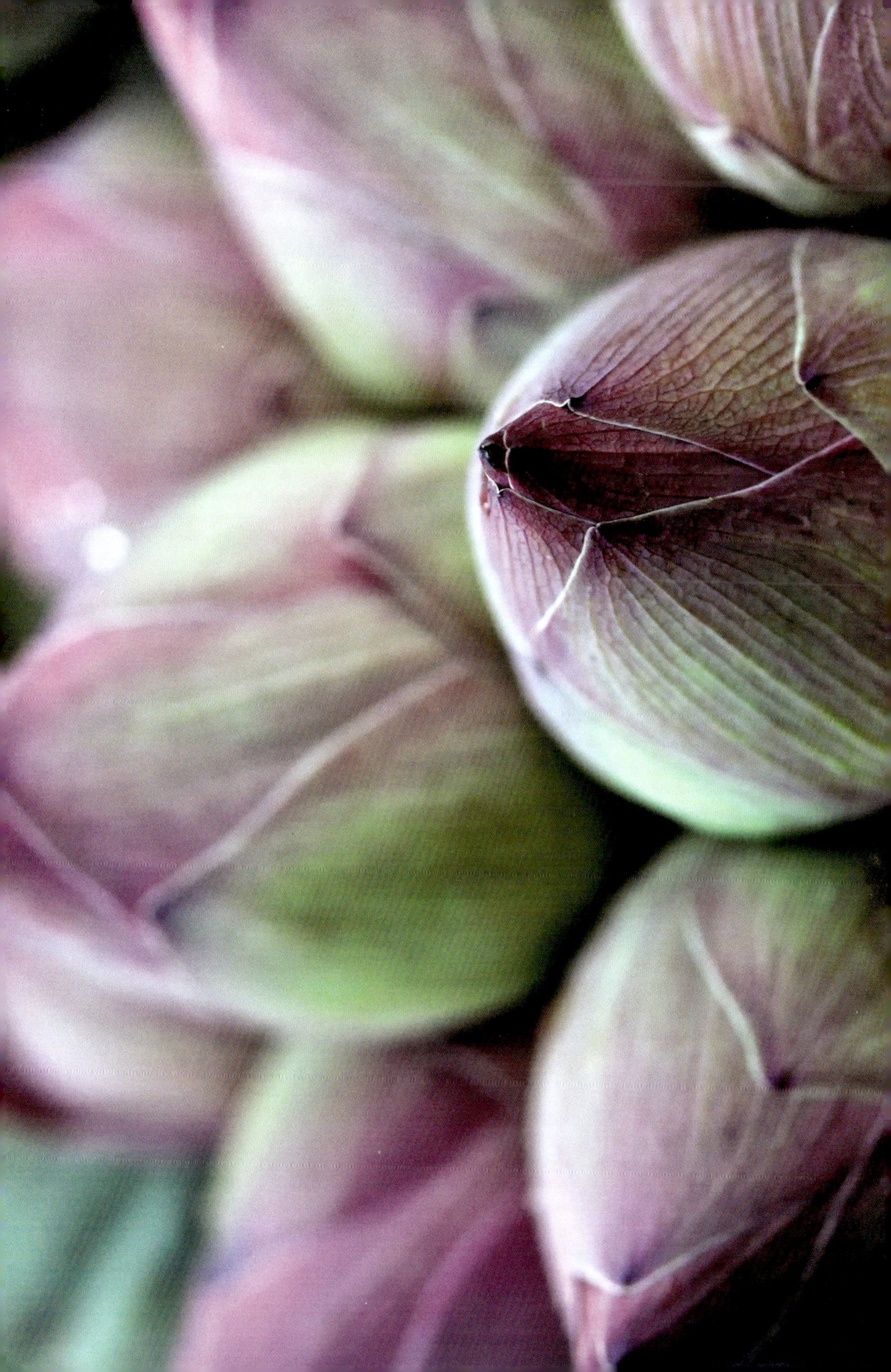

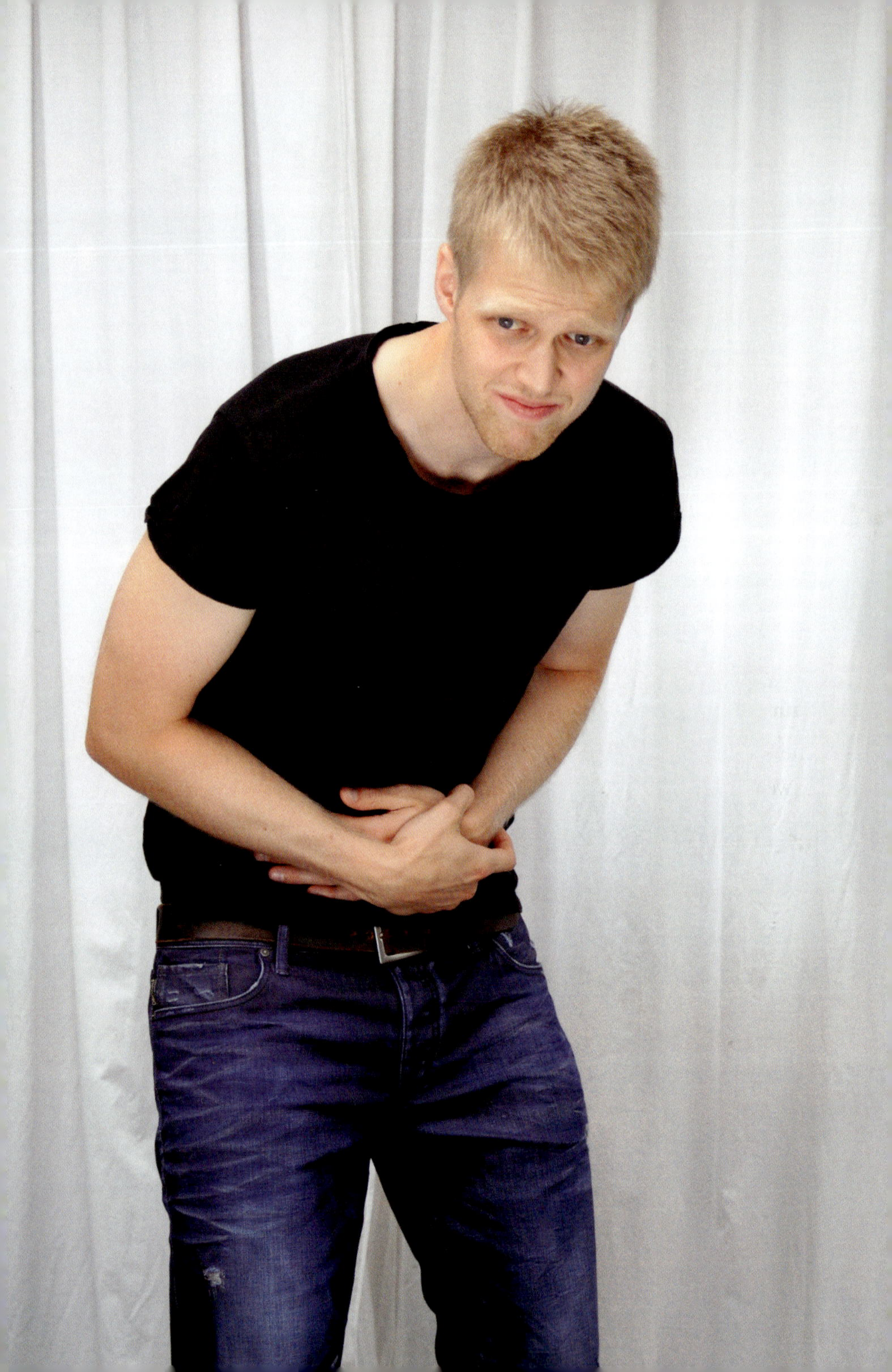

15

Wenn Fiete krank ist

Aua, der Bauch tut weh

Häufig hast du selbst Schuld, wenn du Magenschmerzen bekommst. Denn was mutest du deinem Bauch und mir oft nicht alles zu? Der Grund für die meisten Probleme mit dem Magen sind Stress, unverträgliches Essen – zu heiß, zu kalt, zu fett, zu süß, zu viel – oder verdorbenes Essen mit Fäulnisbakterien.

Kräutertee und Wärmflasche helfen

Eine Wohltat sind **Kräutertees** mit Kamille, Kümmel Fenchel, Ingwer, Anis, Melisse oder Pfefferminze.
Eine Wärmflasche oder warme Wickel mit Essig wirken beruhigend. Den Magen am besten entlasten, in dem man vorübergehend auf das Essen verzichtet.

Blähungen und Völlegefühl

Wie unangenehm, wenn angesammelte Gase im Bauch ein Völlegefühl entstehen lassen, manchmal auch verbunden mit Darmkrämpfen.

Die Gründe: hastiges Essen oder Trinken. Größere Brocken kann ich schlecht verdauen. Zu reichhaltiges Essen, vor allem Kohl, Hülsenfrüchte, verschiedene Gemüsesorten, fettes Fleisch, zu viel Süßes und auch Rohkost belasten mich manchmal.
Zu richtigen Blähattacken kann es kommen, wenn man die Ernährung plötzlich umstellt auf zu viel Rohkost oder zu sehr ballaststoffhaltige Nahrung. Aber auch Stress, Angst oder Depressionen können Blähungen verursachen.

Kauen – das beste Mittel gegen Blähungen

Kauen, Kauen, Kauen. Die optimale Vorarbeit für die Verdauung ist das Kauen. Zudem brauchst du weniger Nahrung zum Sattwerden und hast kein Völlegefühl. Jeder Bissen sollte mindestens 20-mal gekaut werden. Manche bringen es mit Üben sogar auf 50-mal. Das ausgiebige Kauen minimiert den Blutzuckeranstieg. Die übliche hohe Insulinausschüttung nach kohlenhydrathaltigen Speisen bleibt aus, wodurch das Diabetesrisiko gemindert wird.
Zudem werden die Nerven für den Geschmack der Lebensmittel sensibler.
Bei Blähungen hilft außerdem eine Öl-Bauchkompresse mit Kümmelöl. Sie wirkt durchwärmend und krampflösend. Wasser oder Fencheltee – möglichst sehr warm – trinken. Das entspannt.

Wenn Fiete gereizt ist

Ein Reizdarm ist die wohl häufigste Erkrankung des Magen-Darmtraktes in Deutschland. Typisch sind Bauchschmerzen, Verstopfung, Durchfall und Blähungen. Die Symptome betreffen den ganzen Verdauungsapparat. Akuter Auslöser ist oft Stress, aber ebenso falsche Ernährung. In schwierigen und

hartnäckigen Fällen sollten die Ursachen medizinisch abgeklärt werden.
Gegen Reizdarm gibt es diverse homöopathische Mittel. Wenn einem der Ärger auf den Magen geschlagen ist, hilft Chamomilla D12 oder Ignatia D12; zweimal täglich 5 Globuli. Die Kügelchen Nux vomica D6 sollten sich immer gegen Magenbeschwerden in der Hausapotheke befinden; dreimal täglich 5 Globuli.

Absolut zu empfehlen ist auch die sanfte Bauchselbstmassage. Unbedingt sollte man jedoch zunächst auf Schonkost umsteigen. Bei akutem Durchfall sind Kohletabletten ein altbewährtes Mittel ohne Nebenwirkungen. Die große Oberfläche der Kohle bindet die Erreger.

Keine Chance dem Candida-Pilz

Eine Pilzinfektion schwächt vor allem das Immunsystem. Wenn die körpereigene Abwehr damit beschäftigt ist, gegen diese Infektion anzukämpfen, vernachlässigt sie den Schutz gegen andere Erreger. In einem sauren Darm kann sich der Candida-Pilz besonders gut ansiedeln.

Als ganzheitliche Behandlung sind eine basenreiche Ernährung und die Vermehrung der gesunden Probiotika wichtig. Deshalb Zucker und Weißmehlprodukte unbedingt meiden. Ein natürliches Mittel sind Granatäpfel, wegen ihres Punicalagins, das die Pilze erfolgreich bekämpft. Auch Knoblauch, Kokosöl und kolloidales Silber helfen gut gegen Pilzinfektionen.

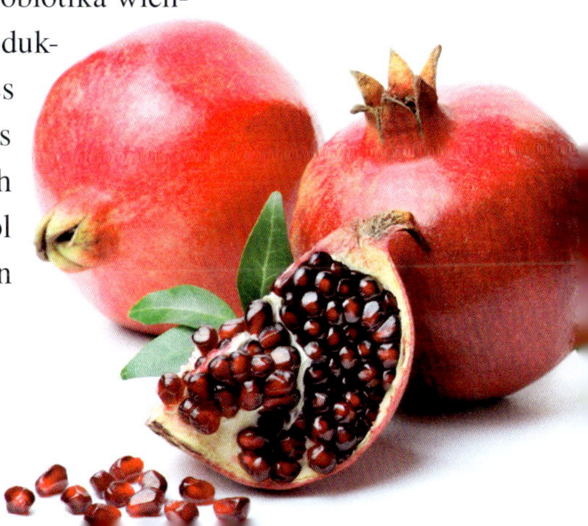

Man hat schon Pferde kotzen sehen

Diese Aussage trifft nicht zu, denn Pferde können sich wie viele andere Tiere nicht übergeben. Die Funktion des Erbrechens ist nicht vorhanden. Du dagegen gehörst zu den Lebewesen, die sich zum Glück übergeben können.

Deine „Körperpolizei“ erkennt verdorbene Nahrung oder Infektionserreger oft schon im Magen. Dir wird übel.

In deinem Mund bildet sich mehr Speichel, der die Zähne vor der Magensäure schützen soll. Dann bewegen sich dein Magen und ich wellenartig in die entgegengesetzte Richtung und schieben die Nahrung hoch.

Bei Lebensmittelvergiftungen sorgt Erbrechen dafür, dass die Schadstoffe herausbefördert werden. Darum: Lieber „Raus damit!“ und nicht zurückhalten als richtig krank werden.

„Erbrechen“, meint die Autorin Giulia Enders in ihrem Buch, „ist nie eine Strafe aus dem Bauch. Es ist viel eher ein „Zeichen“, dass Gehirn und Darm sich bis an ihre letzten Grenzen für uns aufopfern“. Nach diesem Gewaltakt empfiehlt sich etwas Schonung. Später kannst du eine warme Suppe und leicht verdauliche Lebensmittel wie Zwieback zu dir nehmen.

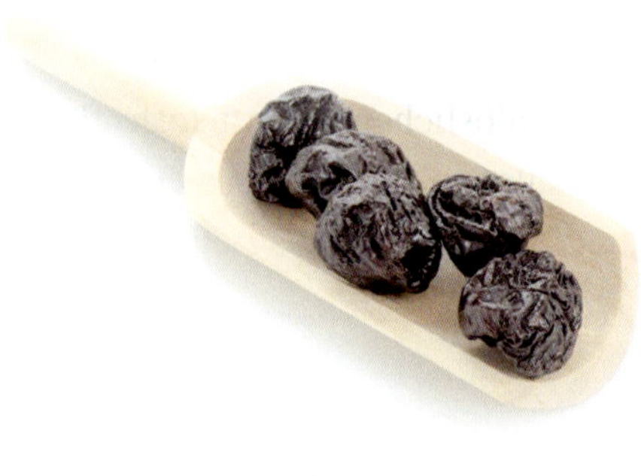

Warmer Tee aus Pfefferminze oder Kamille hilft gegen Übelkeit.

Etwa drei Scheiben Ingwer mit kochendem Wasser übergießen und in kleinen Schlucken trinken. Du kannst auch eine Ingwerscheibe kauen oder auf die Zunge legen. Das lindert den Brechreiz.
Leg dich zum Entspannen am besten auf die Seite und atme tief.

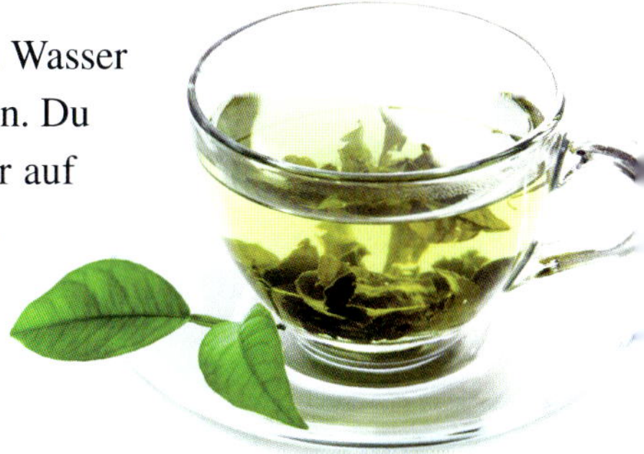

Wenn Fiete nicht „zu Potte" kommt

Du kennst sicher auch Verstopfung, zumindest auf Reisen. Wenn die Darmis faul und träge sind, kommt es zur Verstopfung (Obstipation). Verstopfung bedeutet, dass du nicht öfter als dreimal pro Woche Stuhlgang hast. Diese Darmfunktions-Störung entsteht durch falsche Ernährung, Flüssigkeitsmangel und zu wenig Bewegung.
Abführmittel sollten die Ausnahme sein. Sie können dem Körper lebenswichtige Mineralien entziehen. Vor allem werde ich schlaff davon.

Ein gutes Mittel – früher wie heute – sind Trockenpflaumen. Sie können laut einer Veröffentlichung der europäischen Behörde für Lebensmittelsicherheit (EFSA) eine geregelte Darmfunktion fördern.
Ihre unlöslichen Ballaststoffe fördern den Stuhlgang. Die in den Pflaumen enthaltenen Polyphenole werden im Dünndarm absorbiert und begünstigen seine Aktivität. Die Früchte müssen nicht in Wasser eingeweicht werden.

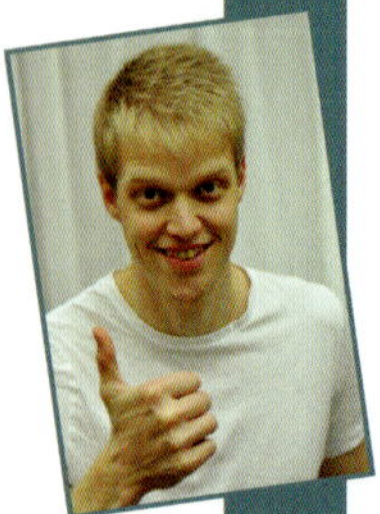

Fietes Tipp:

Ein sanftes und gutes Mittel gegen Verstopfung, das die Peristaltik anregt und die Verdauung fördert, ist die sanfte Bauchselbstmassage.

Fiete auf dem Klo

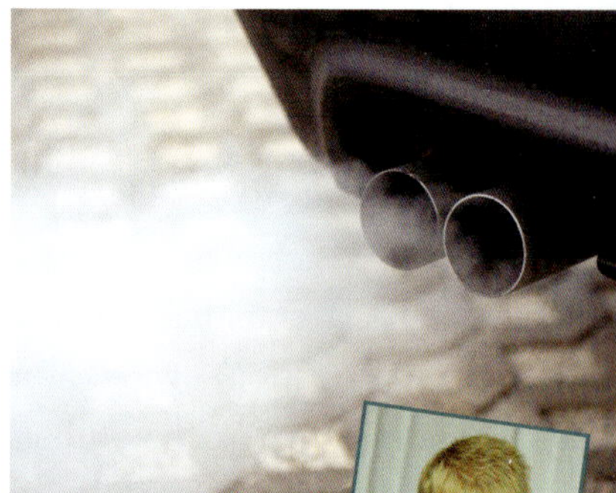

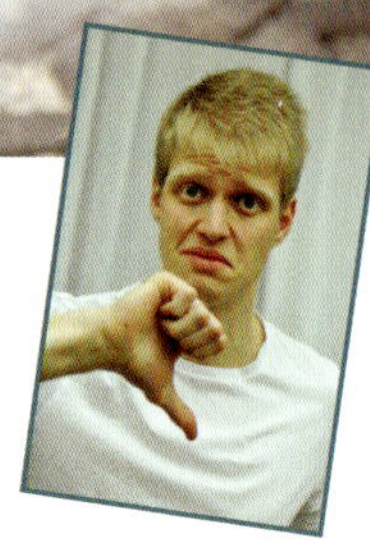

Was beim schicken Maserati aus dem Auspuff kommt, ist bei weitem viel ekliger als das, was nach getaner Arbeit bei dir „übrig bleibt“. Dennoch ist es nicht so einfach, über Kot zu sprechen oder zu schreiben, weil allein schon jegliche Bezeichnung für dieses „Produkt“ eklig erscheint und es nun mal auch übel riecht. Doch: Wo gearbeitet wird, fallen Späne.

Darum hier einige Fakten:

Jeder Mensch hinterlässt etwa 100 Kilogramm „Endmaterial“ pro Jahr. Dieses besteht aus nicht verdaubaren Nahrungsbestandteilen, Stoffwechselendprodukten, Flüssigkeit, Quellstoffen und wasserlöslichen Ballaststoffen.

So verschieden die Menschen, so verschieden ist auch ihre Verdauung. Der eine geht dreimal am Tag zur Toilette, der andere nur alle zwei Tage. Im Durchschnitt bleiben nach einer „Sitzung“ etwa 100 bis 300 Gramm zurück.

Die normale Toilette mit der hängenden Kloschüssel ist der übliche „Thron“.

Dennoch: Für Fiete wäre es leichter, in der Hocke das Geschäft zu erledigen, dann ist er weniger geknickt.

Warum nicht eine Fußbank unter die Toilette stellen?

Nimm dir ruhig Zeit für dein „Geschäft“. Was Fiete gar nicht mag, sind Feuchttücher. Die sind meist voller Chemikalien. Würdest du dir nach dem Essen den Mund mit einem Feuchttuch abwischen?

Fiete empfiehlt:

Falsche Scham sollte nicht sein, wenn es um die Pflege und Hygiene des äußeren Po-Bereichs geht.

Ideal ist nach jedem Toilettengang das Waschen in einem Bidet mit lauwarmem Wasser. Praktische Bidetschüsseln zum Einsetzen in das WC-Becken gibt es zu geringen Kosten in jedem Sanitätshaus zu kaufen.

Man kann auch kurz in die Dusche gehen und den Po abspülen. Das sanfte Eincremen mit Mandelöl nach dem Reinigen kann viele Probleme vorbeugen. Du benutzt ja auch einen Fettstift oder Creme für die Lippen, damit sie nicht spröde werden.

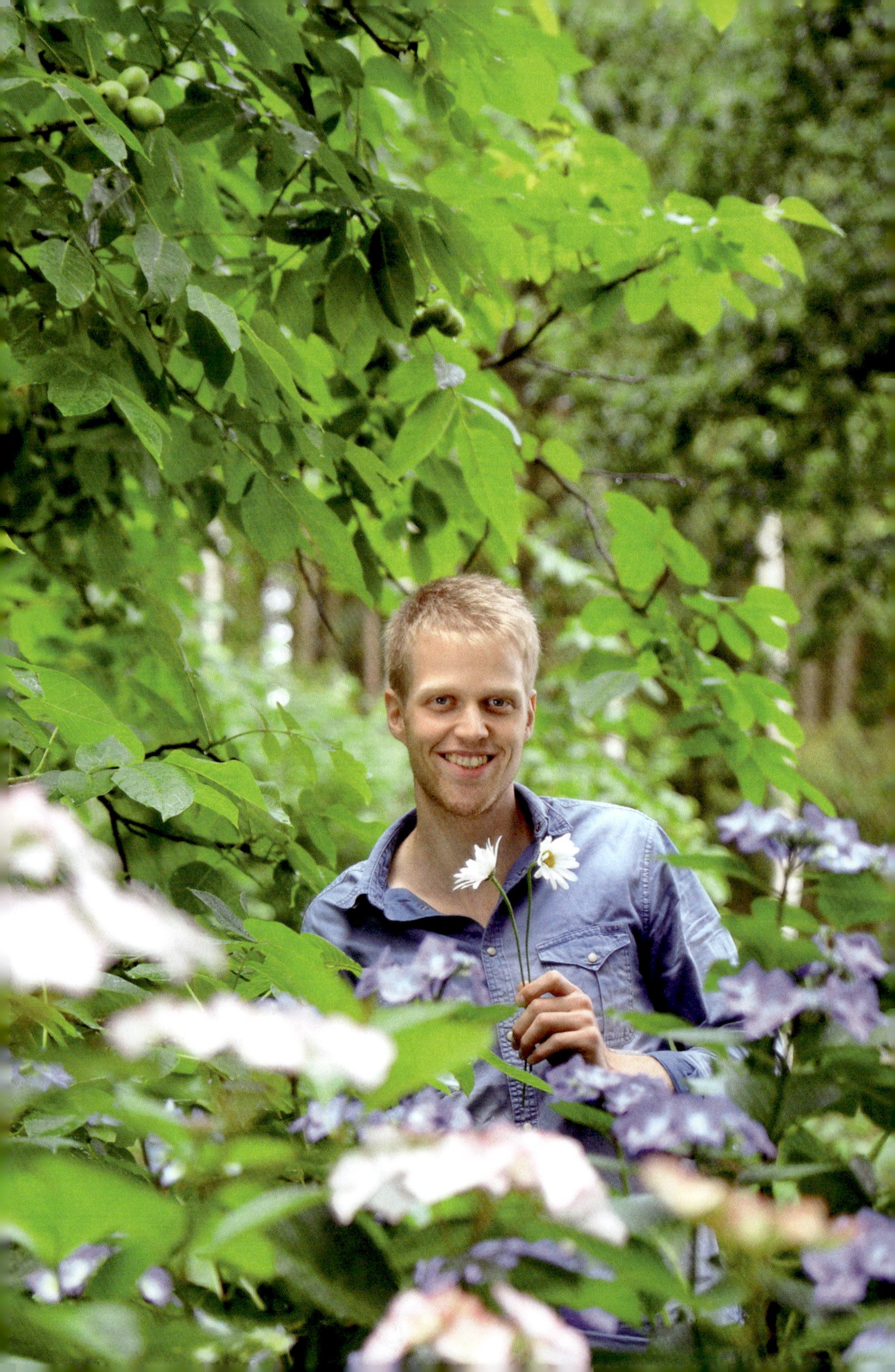

16

Fietes Top-Tipps mit Sternchen

Drei Sterne	Tipp für jeden Tag
Zwei Sterne	Kann-Tipp für jeden Tag
Ein Stern	Vielleicht-Tipp je nach Bedarf

Diese „Elite-Tipps“ tun mir gut. Die meisten haben sich bei fast allen „Darmis“ bewährt.
Die Wirkung der Mehrzahl ist wissenschaftlich in seriösen Studien nachgewiesen und einige weiß ich aus eigener Erfahrung.

Trinken und Essen

Ein bis zwei Glas warmes Wasser nach dem Wachwerden noch vor dem Frühstück, in kleinen Schlucken (und danach am besten gleich aufs Trampolin – das bringt alle Flüssigkeiten im Körper in einen harmonisch fließenden Umlauf).

Probier's aus.

(Ein Tipp: Schon abends eine Thermoskanne mit warmem Wasser neben das Bett stellen)

Leinöl	Dieses Omega-3-Kraftpaket ist einfach genial.
Walnüsse	Als „Vital-Zwischendurch-Snack“ geben sie schnell neue Power und sind supergesund.
Haferbrei	zum Frühstück mit Soja- oder Mandelmilch und Obst. Dieser bekömmliche und inhaltsstoffreiche Morgenschmaus hält bis zum Mittag vor. Brötchen dann am Wochenende. Ansonsten natürlich Vollkornbrot.
Petersilie	am besten selber auf der Fensterbank oder im Garten anpflanzen. Ein grünes Wundermittel!

Kurkuma	bitte mit Pfeffer, weil es erst so seine volle Wirkung entfaltet. Schmeckt zu fast allen Gerichten. Unumstritten ein gelbes Wundermittel!
Sauerkraut	selbstgemacht oder aus dem Bio-Laden. So gelangen „guten Darmbakterien“ (Probiotika) dann direkt in den Darm.

Klug essen:

Langsam, achtsam essen mit allen Sinnen und kauen, kauen, kauen…
Das erleichtert mir die Verdauungsarbeit, macht eher satt und damit auch noch schlank.

Dreimal am Tag essen und möglichst vier Stunden Pause dazwischen. Ich und die anderen Organe wie Pankreas & Co. können so in Ruhe ihrer Arbeit nachgehen und sich auch mal ausruhen.

Abends wenig essen und nicht mehr nach 18 Uhr. Dann kann ich mich mit den anderen Organen regenerieren.

Trinken: frisches, klares, stilles Wasser, zwei Liter am Tag.

Top-Wellness-Tipps

Tiefe entspannte Bauchatmung, immer! Nicht dieses flache Stressatmen in den Brustkorb. Richtig atmen sorgt für Sauerstoff und schafft mit jedem Atemzug Platz im Bauch.

Niemals den Bauch einziehen. Das engt nur ein.

Die sanfte Bauchselbstmassage (jeden Tag!!!) Mehr als 100 gute Gründe sprechen dafür.

Eine Wärmflasche auf den Bauch. Möglichst oft – nicht nur im Winter. Ich liebe Wärme.

Meditieren und Yoga – Endlich mal zur Ruhe kommen.

„Auf die Plätze, fertig, los!“ -Tipps

Gehen, Wandern, Walken. Raus aus den Sesseln und Stühlen. Weg von Computer und Fernseher. Ich habe keinen Bock, immer nur eingeengt zu sein. Viel Sitzen ist fast so schädlich wie Rauchen.

Auf dem Trampolin wippen und leicht springen. (kann man nicht oft genug empfehlen).

Schwimmen – schwerelos dahingleiten. Dabei kann ich mich herrlich entspannen und mich mal hängen lassen.

Gartenarbeit ist eine „Glücks-Beschäftigung“ nicht nur für den Körper.

„Für die Seele“-Tipps

- Gutes Essen genießen, auch mal bei Kerzenschein oder so oft wie möglich unter freiem Himmel
- Teetrinken zelebrieren
- Freunde treffen
- Kuscheln
- Schweigen
- Anderen helfen
- Ein Haustier halten
- Lesen
- Übers Meer schauen
- Unter einem Baum liegen
- In die Natur gehen – zu jeder Jahreszeit
- Lachen
- Lieben
- Singen
- Musik machen oder hören (Ich bin NDR-Kultur-Fan)
- Am oder vor dem Feuer sitzen
- Gelassen sein
- Beten
- Vertrauen

„Lass das lieber sein" –Tipps

- Zucker
- Schmalz und andere tierische Fette
- Nahrungsmittel mit künstlichen Aromen
- Fertiggerichte
- Fast Food
- Chips
- Hastig schlingen
- Ständig naschen
- Erdbeeren im Winter
- Im Gehen oder beim Fahren essen
- Alkohol – nur in Maßen
- Antibiotika – nur in Notfällen
- Zigaretten
- Unnötiger Stress
- Zu viel sitzen
- Zu wenig schlafen
- Exzessiver Sport
- Diäten ausprobieren
- Meckern
- Neidisch sein
- Grübeln
- Immer mehr haben wollen

Danke

Ein herzliches Danke an dich, lieber Fiete. Du hast mich beim Schreiben dieses Buches inspiriert. Deine Sensibilität und dein Charme sind mit in den Text geflossen. Falls jemand deine Existenz anzweifelt, dann erinnere ich an den kleinen Prinzen von Saint-Exupéry: Sofort sehen alle dieses zauberhafte Wesen vor sich. Es sind die literarische Figur des Autors und dessen moralische Lebensweisheiten.
Fiete, du bist jetzt unser Petit Prince, unser Symbol für Gesundheit und Lebensfreude, und – dich gibt es wirklich. Bei der sanften Bauchselbstmassage können wir dich „ in echt“ fühlen.
Besonders danke ich meinem Verleger Werner Vogel und seinem Neffen Martin Büttner, die es mir ermöglichten, dieses Buch zu schreiben und damit so viele „gesunde“ Anregungen weiterzugeben.
Beim letzten Meditationsseminar im Benediktiner-Kloster Hünfeld wurde das Projekt geplant. Vielleicht überzeugte auch das große Interesse etlicher Seminarteilnehmerinnen an der sanften Bauchselbstmassage, die viele mit mir gleich ausprobierten.
Jedes Sachbuch verlangt reichlich Recherche. Viele Monate stieg ich so immer tiefer in das Thema ein, doch ich schrieb noch keine Zeile. Stattdessen baute ich „nebenbei“ auf meinem kleinen Hof ein neues Hochbeet, reparierte den Pferdezaun, zog zwei kleine Lilli-Laufentenküken im Badezimmer groß und ständig dachte ich dabei an Fiete. Ich las, recherchierte und notierte bis tief in die Nacht.

Dann rückte der Abgabetermin näher und ich brauchte Hilfe beim Schreiben. Auf meine Anzeige in unserem Wochenblatt: „Autorin sucht Hilfe beim Tippen" meldeten sich mehr als 40 Interessenten von der Hausfrau bis zum Betriebswirt und auch zwei Schülerinnen Swantje Nickelsen (17) und Marleen Köller (18). Sie wurden meine „Engel". Beide hatten gerade ihr Abitur mit 1 (!) bestanden. Von da an trafen wir uns fast täglich. Doch es wurde nicht nur getippt, sondern ständig ausprobiert, wie zum Beispiel: Kauen! 50-mal an einem Stück Brot. Wie schmeckt Schokolade mit 99 Prozent Kakaoanteil? Trampolinspringen und noch viel mehr. Danke! Auch Marleen für deine gelungenen Illustrationen. Die beiden fühlen sich jetzt so inspiriert, dass sie von nun an Fietes Rat folgen wollen. Kekse? Nein danke!

Ebenso danke, liebe Silke Maiwald, Management-Assistentin, die sich ebenfalls auf die Anzeige gemeldet hatte und mir beim Strukturieren des Textes half. Das fällt uns Künstlern meist schwer, aber Silke hat viel Geduld.

Danke auch meinen Freundinnen „vom Fach", der Internistin Dr. Katherina Hofmann, den Heilpraktikerinnen Sabine Linek und Vera Kafka, die nie müde werden, mit mir über Gesundheitsthemen zu diskutieren. Und danke meiner „Klosterschwester" und Ernährungsberaterin Ursula Hoff. Sie hat mir ständig Kraft durchs Telefon geschickt.

Gesundheit ist natürlich auch Männersache. Lieber Peter Axt, immer wieder hast du mich gefragt: „Ist das auch wissenschaftlich belegt?" Und ich forschte darauf wieder einmal nach den entsprechenden Studien. Du bist ein wunderbarer Berater auf hohem Niveau und ein Freund.

Danke Jari, was wäre dieses Buch ohne dich und Fiete? Meine Freundin Susanne Riedel hat dich fotografiert, stellvertretend

für Fiete. Danke auch Sandra Carolus, die ihren Bauch für die sanfte Bauchselbstmassage fotografieren ließ.
Kein Buch ohne Korrektur und die ansprechende Gestaltung. Danke dem Lektor Günter Ickenstein, den Grafikdesignern Sebastian Carl sowie seiner Mutter Annette Wagner, die Fiete Darm kreativ ins rechte Licht gerückt haben. Ihr alle seid wunderbar. Danke und euch allen eine gute Gesundheit!

Literatur- und Quellenverzeichnis

Literatur

Axt-Gadermann, Michaela; Axt, Peter; Schmitt, Sylvia: *Einfach besser essen. Die Ernährungsformel für Gesundheit und Leistungsfähigkeit.* München: Herbig, 2007

Axt-Gadermann, Michaela; Axt, Peter: *Bleib doch einfach jung. So drehen Sie Ihre biologische Uhr zurück.* München: Herbig, 1996

Axt-Gadermann, Michaela: *Schlank mit Darm. Mit der richtigen Darmflora zum Wunschgewicht.* München: Südwest, 2015

Axt-Gadermann, Michaela; Axt, Peter: *Skin Foods – Schlemm dich schön. Jugendliche, gesunde Haut durch typgerechte Ernährung.* München: Herbig, 2006

Enders, Giulia: *Darm mit Charme. Alles über ein unterschätztes Organ.* Berlin: Ullstein, 2014

Finzel, Susanne; Reinke, Cornelius: *Ernährung verstehen.* Berlin: cyan, 2007

Glaser, Hermann: *Alte und neue Hausmittel zur äußeren Anwendung.* Esslingen: Gesundheitspflege initiativ, 2008

Gräf, Irmgard Maria: *Die Quark-Öl-Kur. Die Heilkraft der Öl-Eiweiß-Ernährung nach Dr. Johanna Budwig.* Petersberg: Via Nova, 2014

Grillparzer, Marion: *Fatburner. So einfach schmilzt das Fett weg.* München: GU, 2005

Grimm, Hans-Ulrich: *Die Suppe lügt. Die schöne neue Welt des Essens.* München: Droemer, 2014

Grimm, Hans-Ulrich: *Echt künstlich. Das Dr. Watson-Handbuch der Lebensmittel-Zusatzstoffe.* Stuttgart-Bad Cannstatt: Dr. Watson Books, 2007

Grimm, Hans-Ulrich: *Leinöl macht glücklich. Das blaue Ernährungswunder.* Stuttgart-Bad Cannstatt: Dr. Watson Books, 2006

Köllner, Maria: Fit mit dem richtigen Fett. Firma Bruno Zimmer traditioneller Familienbetrieb für Pflanzenöle, Naturkost & Wellnessprodukte

Münzing-Ruef, Ingeborg: *Kursbuch gesunde Ernährung. Die Küche als Apotheke der Natur.* München: Zabert Sandmann, 1997

Pallardy, Pierre: *Bauchgefühl. Praktische Schritte zur Heilung von Verdauungsproblemen, Übergewicht, Schlaflosigkeit, Kopfschmerzen und Depressionen.* München: Goldmann, 2008

Pütz, Jean; Niklas, Christine; Norten, Ellen: *Darm & Po. Gesunde Pflege von innen und außen.* Köln: VGS, 1997

Rath, Tom: *Eat Move Sleep. Was uns wirklich gesund macht.* München: Goldmann, 2015

Rauch, Erich: *Die Darmreinigung nach Dr. med. F.X. Mayr.* Heidelberg: Haug, 1975

Verburgh, Kris: *Die Ernährungs-Sanduhr.* Goldmann, 2015

Wilke, Jesko & Dörte: *feel good food. 5 einfache Schritte für eine gesunde Ernährung.* Christian, 2015

Wilson, Sarah: *Goodbye Zucker. Zuckerfrei glücklich in 8 Wochen.* München: Goldmann, 2015

Wolfe, David: *Super Foods – die Medizin der Zukunft. Wie wir die machtvollen Heiler unter den Nahrungsmitteln optimal nutzen.* München: Goldmann, 2015

Zeitschriften:

Reader's digest, Januar 2015
Sanum Post – Zeitschrift für Isopathie und Regulationsmedizin, Nr. 111. Semmelweis Institut, 2015

Buchtipps:

Schilling, Jürgen: *Kau dich gesund.* TRIAS, 2011
Allende, Isabel: *Aphrodite.* Insel Verlag, 2013
Thier, Karl; Köllner, Maria: *Bruder Karl kocht genial. Köstliches aus der Klosterküche, Verlag Via Nova.*
Pukownik, Peter: Das Heilwissen der Hl. Hildegard von Bingen. Verlag Via Nova

CDs

Vogel, Werner: *Sein Bewusstsein auf eine höhere Seinsebene bringen. Verlag Via Nova*

Internetquellen

http://www.jameda.de/naehrstoffe/gesaettigte-fettsaeuren/
https://www.test.de/Tiefkuehlpizza-Weit-weg-vom-Original-1436014-2436014/
https://www.dge.de/ernaehrungspraxis/vollwertige-ernaehrung/10-regeln-der-dge/
http://www.pflegewiki.de/wiki/Darm
http://www.essen-und-trinken.de/
http://www.enjoyliving.at/gesund-leben-magazin/gesunde-ernaehrung/gesunder-darm/ernaehrungs-tipps-fuer-einen-gesunden-darm-richtige-ernaehrung-und-regelmaessige-bewegung.html
http://www.medizinpopulaer.at/archiv/medizin-vorsorge/details/article/was-dem-darm-gut-tut.html
http://www.t-online.de/lifestyle/gesundheit/id_49482336/darm-20-dinge-die-den-darm-krank-machen-.html
http://www.joggen-online.de/gesunde-ernaehrung/lebensmittel/fette/omega-3-und-omega-6-fettsaeuren.html
https://www.ugb.de/lebensmittel-zubereitung/bratoele-vorsicht-heiss-fettig/
https://www.dge.de/

Steinzeitmensch
https://de.wikipedia.org/wiki/Steinzeitern%C3%A4hrung
http://www.spektrum.de/frage/wieviele-menschen-lebten-auf-der-erde/1253576

Anteil gesättigter Fettsäuren
http://www.naehrwertrechner.de/cgi-bin/naehrwertrechner

Öl zum Braten geeignet
https://www.ugb.de/lebensmittel-zubereitung/bratoele-vorsicht-heiss-fettig/

ungesättigte und gesättigte Fettsäuren
http://www.eufic.org/article/de/rid/health-effects-unsaturated-fatty-acids-Summary/
http://www.jameda.de/naehrstoffe/gesaettigte-fettsaeuren/
http://www.stern.de/gesundheit/ernaehrung/grundlagen/fettsaeuren-gesundes-fett-in-fisch-und-pflanzen-3090034.html
http://www.joggen-online.de/gesunde-ernaehrung/naehrstofflexikon/gesaettigte-und-ungesaettigte-fettsaeuren.html
http://www.trainingsworld.com/ernaehrung/sporternaehrung-sti94848/fette-oele-wichtig-ernaehrung-sporternaehrung-2800478.html

Wie viel Fett am Tag?
http://www.abnehmparadies.de/wieviel-fett-am-tag/

Avocado
http://www.zentrum-der-gesundheit.de/avocado.html

Hafer
http://www.zentrum-der-gesundheit.de/hafer.html

Kräuter
http://eatsmarter.de/gesund-leben/gesundheit/14-kraeuter-machen-gesund-fit

Sprossen
http://www.zentrum-der-gesundheit.de/sprossenzucht-ia.html

Aloe Vera
http://www.gesundheit.de/medizin/naturheilmittel/heilpflanzen/aloe-vera-eine-wuestenlilie-soll-den-gestressten-organismus-staerken

Broccoli
https://de.wikipedia.org/wiki/Broccoli
http://www.issgesund.at/gesundessen/gemuese/brokkolidienaehrstoffbombe.html
http://www.lifeline.de/ernaehrung-fitness/gesund-essen/brokkoli-das-steckt-im-gruenen-krebskiller-id28682.html

Budwig
http://www.dr-johanna-budwig.de/wissenswertes/oel-eiweiss-kost.html

Calcium
http://www.onmeda.de/naehrstoffe/calcium-calciumhaltige-lebensmittel-2273-2.html
http://www.navigator-medizin.de/wechseljahre/die-wichtigsten-fragen-und-antworten-zu-wechseljahre/erkrankungen/osteoporose/vorbeugung/724-welche-nahrungsmittel-enthalten-viel-kalzium.html

Leinöl
http://www.zentrum-der-gesundheit.de/leinoel.html
http://www.brunozimmer.de/

http://www.leinoel-gesund.de/Heilwirkung/heilwirkung.html

Glykämischer Index
https://de.wikipedia.org/wiki/Glyk%C3%A4mischer_Index

Bäckerhandwerk Fakten
http://www.baeckerhandwerk.de/baeckerhandwerk/zahlen-fakten/

Hildegard von Bingen
http://hildegardvonbingeniboneby.blogspot.de/p/bertram.html
http://shop.hildegard.de/

Abführmittel
http://www.apotheken-umschau.de/Darm/Das-sollten-Sie-ueber-Abfuehrmittel-wissen-103101.html

Transfette
http://www.apotheken-umschau.de/Ernaehrung/Schaden-Transfettsaeuren-der-Gesundheit-163503.html

Milch
http://www.urgeschmack.de/sollten-wir-milch-trinken/
http://www.zentrum-der-gesundheit.de/milch-ungesund-ia.html
http://www.zeit.de/2002/04/200204_stimmts_lactose.xml
http://www.rp-online.de/panorama/wissen/warum-asiaten-keine-milch-vertragen-aid-1.2280441
http://www.kuhparadies.de/index.php
http://www.meine-milch.de/artikel/wie-viel-milch-gibt-eine-kuh-im-jahr
http://www.noz.de/deutschland-welt/gut-zu-wissen/artikel/580629/kuhmilch-ist-kein-nahrungsmittel-für-den-menschen
http://www.welt.de/gesundheit/article117200929/Wie-Milch-auf-unsere-Koerper-wirkt.html
http://www.boelw.de/zahlen-datenfakten.html#c1255

Vitamin K2
http://www.jameda.de/naehrstoffe/vitamin-k2/
http://www.zentrum-der-gesundheit.de/vitamin-k-ia.html

Sesam
http://www.zentrum-der-gesundheit.de/sesam.html

Bauchmassage
http://www.magendarmgrippe.net/behandlung/bauchmassage.html

Wasser
http://www.gesundheit.de/ernaehrung/richtig-trinken/trinken-und-gesundheit/warum-trinken-so-wichtig-ist
http://www.apotheken-umschau.de/Ernaehrung/Warum-Trinken-so-wichtig-ist-74983.html
http://www.apotheken-umschau.de/Ernaehrung/Wie-gesund-ist-Knaeckebrot-165369.html

Knäckebrot
http://www.apotheken-umschau.de/Ernaehrung/Wie-gesund-ist-Knaeckebrot-165369.html
http://www.stern.de/gesundheit/acrylamid-das-gift-im-gebaeck-3346056.html
http://www.wasser-hilft.de/tipps_zum_wassertrinken.htm

Prä-/Probiotika
http://www.paradisi.de/Health_und_Ernaehrung/Vitalprodukte/Prebiotische_Produkte/Artikel/17660.php
http://www.zentrum-der-gesundheit.de/fermentiertes-gemuese.html
http://www.zentrum-der-gesundheit.de/probiotika-ia.html
http://www.zentrum-der-gesundheit.de/praebiotika.html
http://www.zentrum-der-gesundheit.de/schaedlich-fuer-darmflora.html

Vitamin D
http://www.gesundheit.de/ernaehrung/naehrstoffe/vitamine/vitamin-d
https://www.test.de/Vitamin-D-Deutsche-brauchen-mehr-Vitamin-D-4318806-4318809/

Selen
http://www.zentrum-der-gesundheit.de/selenmangel-ia.html

Vitamin B
http://www.vitaminb12.de/vegetarier-veganer/
http://www.vital.de/essen/gesunde-ernaehrung/artikel/die-wichtigsten-vitamin-b-lieferanten

Magnesium
http://www.t-online.de/ratgeber/gesundheit/ernaehrung/id_49222632/magnesium-in-lebensmitteln-wo-am-meisten-drin-ist.html

Nahrungsergänzungsmittel
http://www.gesund-durch.de/pro-kontra-nahrungsergaenzungsmittel/

Vitamin A
http://www.gesundheit.de/ernaehrung/naehrstoffe/vitamine/vitamin-a-retinol

Sitzen
http://www.fitforfun.de/beauty-wellness/gesundheit/zu-wenig-bewegung-sitzen-erhoeht-das-krebsrisiko_aid_11860.html

Aloe Vera
http://deutsches-aloe-vera-zentrum.de/index.php/

Blähungen, Übelkeit usw.
http://www.zentrum-der-gesundheit.de/mittel-gegen-blaehungen-ia.html
http://www.gesundheit.de/krankheiten/magen-darm/der-magen-darm-trakt/uebelkeit

Kauen
http://www.worldsoffood.de/gesundes-und-bio/item/129-warum-ist-kauen-so-wichtig.html

Slow, Fast, Junk... Food
https://www.slowfood.de/slow_themen/
https://de.wikipedia.org/wiki/Junkfood
https://de.wikipedia.org/wiki/Fast_Food
http://eatsmarter.de/ernaehrung/news/mood-food
http://www.zentrum-der-gesundheit.de/die-gesuendesten-lebensmittel-ia.html

Ingwer
http://www.apotheken-umschau.de/Ernaehrung/Warum-Ingwer-so-gesund-ist-106499.html

http://www.zitate.eu/de/zitat/2828/-hippokrates

http://www.kenn-dein-limit.de/selbst-tests/alkohol-selbst-test/
Bundeszentrale für gesundheitliche Aufklärung (BZgA) Maarweg 149 – 161
50825 Köln
Tel.: 0221/8992-0
Fax: 0221/8992-300
E-Mail: poststelle(at)bzga.de

Bezugsquellen und weitere Infos:
http://www.maria-koellner-autorin.de/
darunter auch weitere Infos und Newsletter zu Ernährungsfragen sowie Termine für die sanfte Bauchselbstmassage

http://www.jari-fastner.de/
Verliere Gewicht und gewinne Leben!
Fiete bzw. Personalfitnesstrainer Jari stellen sich vor

http://www.brunozimmer.de/
Vielfalt an besten Pflanzenölen, Naturkost & Wellnessprodukten

http://www.hildegard.de/
http://www.urheimische-medizin.de/
http://www.linek-naturheilpraxen.de/
http://www.naturheilpraxis-kafka.de/
http://bonifatiuskloster.de/
http://www.bms-maiwald.de
http://www.ursula-kocht.de/

Bildnachweis:

Susanne Riedel: Seite 18, 23, 24, 30, 33, 37, 40, 41, 42, 45, 46, 47, 48, 58, 61, 64, 70, 76, 77, 78, 79, 80, 85, 86, 95, 102, 108, 110, 115, 116, 117, 119, 120, 121, 123, 124, 130

Susanne Riedel | Sven Hannes: Seite 44

Maria Köllner: Seite 58, 64, 66, 67

Marleen Köller (Illustrationen)

Mit freundlicher von Irmgard Maria Gräf: 96, 97, 106

Fotolia: Seite 27, 36, 50, 51, 52(2) 56, 57, 59, 63, 65, 68, 69, 73, 83, 85, 88, 91, 92, 95, 94, 96, 97, 98, 104, 106, 112(2) 114, 127, 133, 134, 135, 136

Shutterstock.com: Seite 46, 52, 56, 65, 68, 104, 129

Weitere Bücher aus dem Verlag Via Nova:

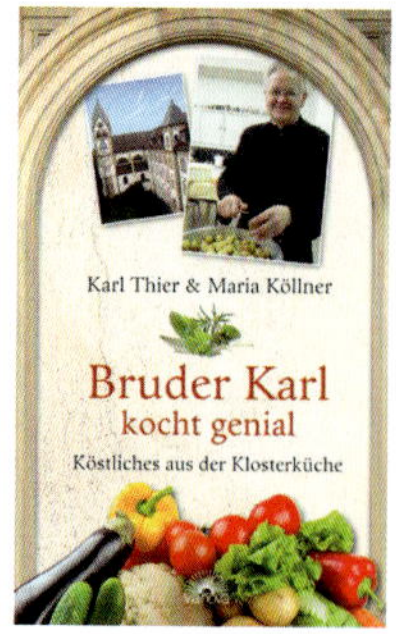

Bruder Karl kocht genial • Köstliches aus der Klosterküche
Karl Thier/Maria Köllner
Hardcover, 168 Seiten, 60 vierfarbige Fotos, ISBN 978-3-86616-152-8
Nach 50 Jahren im Orden verrät Bruder Karl als Meisterkoch jetzt erstmals einige seiner zahlreichen Rezepte. Die reichen Erfahrungen seiner jahrzehntelangen Tätigkeit als leitender Küchenchef des Bonifatiusklosters in Hünfeld haben ihren Niederschlag in diesem reich bebilderten, mehrfarbigen Kochbuch gefunden. Ob bürgerliche Kost oder vegetarische Speisen, ob Suppen, Salate, Hauptgerichte oder Desserts – fast alle Gerichte sind einfach zuzubereiten, leicht bekömmlich, gesund und sehr schmackhaft. Das Kochbuch beinhaltet zudem besondere Tipps des Küchenchefs und erzählt kleine Geschichten aus dem Klosterleben.

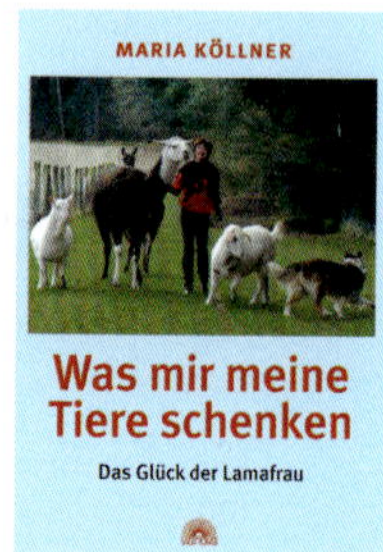

Was mir meine Tiere schenken • Das Glück der Lamafrau
Maria Köllner
Paperback, 200 Seiten, 20 Fotos, ISBN 978-3-86616-111-5
Maria Köllner lädt die Leser auf ihren idyllischen Hof „Ave" in der Lüneburger Heide ein. Mit viel Gefühl und Humor beschreibt sie, nachdem ihre jüngste Tochter das Haus verlassen hat, ihr verändertes Leben, neue Begegnungen, Erlebnisse und Erfahrungen mit Tieren, mit Menschen und sich selbst. Glück, Vertrauen und Geborgenheit, Lebenskraft und Lebensfreude, die sie dabei empfindet, gibt sie an ihre Leser weiter. Dieses Buch – mit schönen, ansprechenden Fotos der Tierfotografin Angela Kraft – erzählt und veranschaulicht, wie ein Leben mit Tieren und der Natur spannend, erheiternd und bereichernd sein kann, besonders für die Menschen, die sich durch die Komplexität und Hektik der modernen, meist städtisch geprägten Welt gestresst und überfordert fühlen. Es ist eine Einladung in die wunderbare Vielfalt des Lebens.

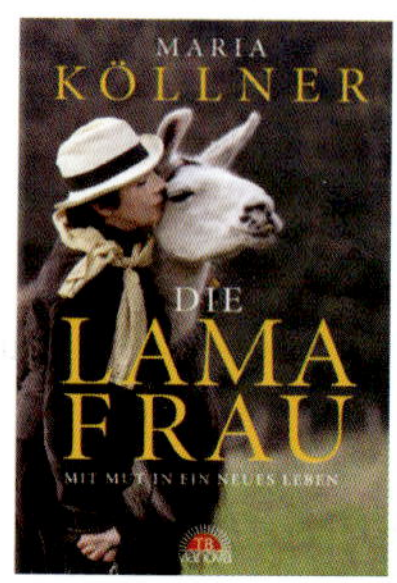

Die Lamafrau • Mit Mut in ein neues Leben
Maria Köllner
Taschenbuch, 216 Seiten, ISBN 978-3-86616-223-5
Dieses Buch erzählt die wahre, spannende Geschichte einer Frau, die nicht aufgibt. In der schwersten Krise ihres Lebens begibt sie sich auf die Suche nach dem Traum, den sie seit ihrer Kindheit hat: Ein Hof mit vielen Tieren in der Natur. Mit Mut und wachsendem Vertrauen verlässt sie alte Pfade und findet den Weg aus Trauer und Verlust. Der erste Schritt in ihr neues Leben beginnt mit dem Kauf eines Zirkuslamas, das zu einer Art Schlüsselfigur wird. Dieses Buch ermutigt andere, das Herz zu öffnen und den eigenen Lebenstraum zu leben, um so das innere und äußere Glück zu finden.

Neuer Lebensmut in der Begegnung mit dem Tod
Die Trauer zulassen – aber das Leben nicht vergessen
Maria Köllner

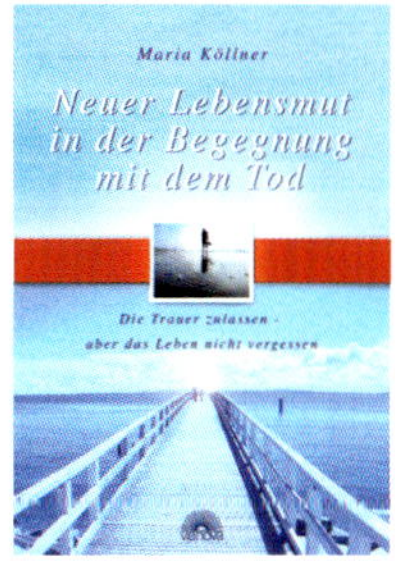

Paperback, 192 Seiten, ISBN 978-3-86616-059-0
Unser Leben ist ein Geschenk, vielfältig und wunderbar. Das empfinden wir häufig nicht mehr, wenn uns der Tod eines nahe stehenden Menschen die Lebensfreude nimmt. Doch wenn wir dem Tod keine Herrschaft über uns und unser Leben einräumen, öffnen sich neue, ungeahnte Wege. Dieses Buches beschreibt die Erfahrung der Autorin, die ein Jahr lang ihren sterbenskranken Mann begleitet. Krankheit und Angst haben die Macht über ihr gemeinsames Leben ergriffen, bis sich ihre Wege trennen. Durch die Begegnung mit dem Tod öffnen sich nach einer Weile neue, ungeahnte Lebenswege für die Zurückgebliebene. Das Fazit: Mit Mut und Glauben gewinnen wir unsere Lebensfreude auch nach Schicksalsschlägen zurück. Neben einer neuen Vielfalt der Gegenwart wächst das Gefühl von Dankbarkeit für die geliebten Menschen, die vor uns gegangen sind.

Heilgebärden
Verbindung mit dem heilenden Feld durch Bewegung und Meditation – Vorwort von Chuck Spezzano
Barbara Schenkbier

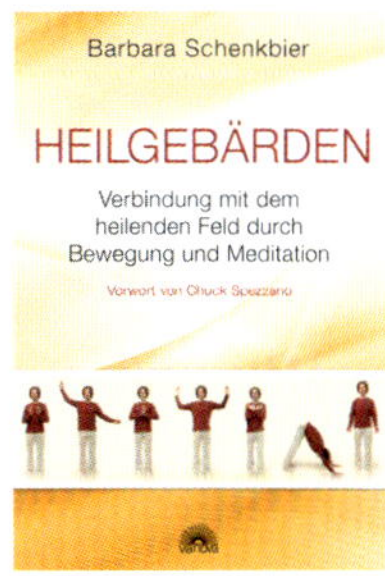

Hardcover; 160 Seiten, 42 mehrfarbige Fotos,
ISBN 978-3-86616-175-7
Die Heilgebärden sind im Rahmen der Ausbildung für spirituelle Heilung inspirativ von der Autorin Barbara Schenkbier empfangen und ausgestaltet worden. Sie sind für jeden leicht durchzuführen. Achtsame Gebärden und Haltungen öffnen den Übenden für den Strom der Heilenergie aus dem heilenden Feld. Dynamische Bewegungen und Energiemassage aktivieren die Lebensenergie, so dass der Körper und die Feinstoffebenen durchströmt und geheilt werden. In der wachen Vergegenwärtigung der strömenden Heilkraft und in den Meditationen werden auch Geist und Seele angesprochen und wichtige spirituelle Grundhaltungen wie Achtsamkeit, Hingabe und Demut entfaltet.

Vorbeugen ist besser als heilen
Der aktive Weg zur optimalen Gesundheit
Dr. med. Jürgen Freiherr von Rosen

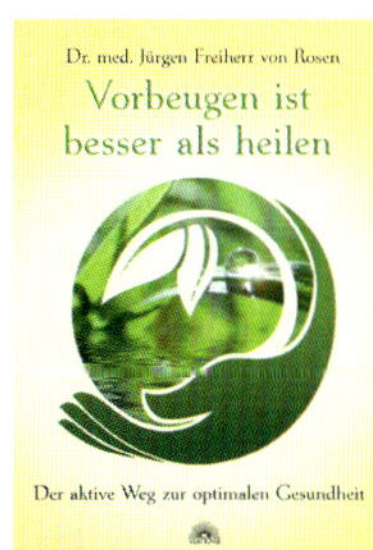

Hardcover, 192 Seiten, 22 farbige Fotos, 28 Grafiken
ISBN 978-3-86616-268-6
Gesund zu sein und gesund zu bleiben, ist das Bedürfnis eines jeden Menschen. Dass dies mit dem entsprechenden Wissen möglich ist, vermittelt uns dieses Buch, in das Erfahrungen aus 40 Jahren Praxis erprobter Naturheilkunde eingeflossen sind. Fachkundig und zugleich leicht verständlich werden wir angeleitet, die zahlreichen Signale des Körpers zu verstehen und die Anzeichen von Erkrankungen frühzeitig zu erkennen. Die gute Systematik und Übersicht, die zahlreichen leicht anwendbaren Tipps und Hinweise sowie prägnante Fallbeispiele zeigen uns den selbstverantwortlichen Weg zur eigenen Gesundheit – und ermutigen uns, ihn zu gehen! Ein naturheilkundliches Handbuch, das in keinem Bücherschrank fehlen sollte!

Weitere Bücher aus dem Verlag Via Nova:

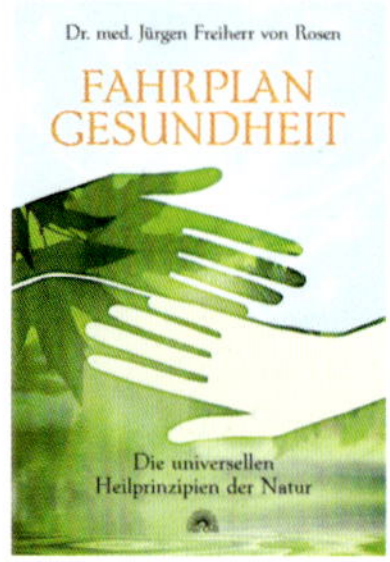

Fahrplan Gesundheit • Die universellen Heilprinzipien der Natur
Dr. med. Jürgen Freiherr von Rosen
Hardcover, 112 Seiten, 20 farbige Fotos, ISBN 978-3-86616-216-7
Dieses Buch regt an, sich umfassend mit den universellen Heilprinzipien der Natur zu beschäftigen und mit deren Kenntnis neue Wege zu gehen und neue Verhaltensweisen einzuhalten, um eine optimale Gesundheit zu erreichen. Der Autor ist der Überzeugung, dass nachhaltige Gesundheit und Leistungsfähigkeit bis ins hohe Alter möglich sind. Er stellt eine Vision vom optimalen Gesundsein vor, die er selbst vorlebt. Alle wichtigen Grundprinzipien einer gesunden Lebensweise werden dargestellt. Zum Beispiel: Ernährung, Ausdauersport, Schlaf und Schlafplatz, Heilung von Blockaden, Intuition, geistige Einstellung. Dieses Buch gibt dem Leser überzeugende und wirksame Ratschläge, auch wie man entsprechende Kosten sparen kann.

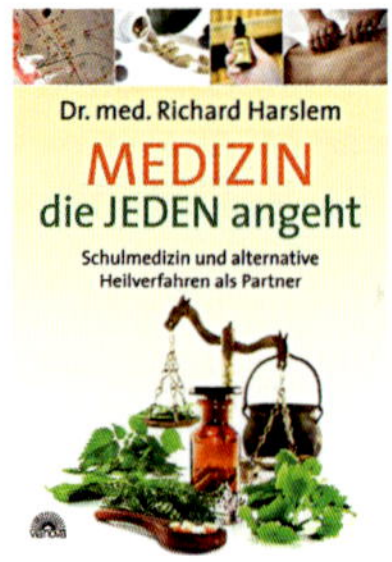

Medizin die JEDEN angeht
Schulmedizin und alternative Heilverfahren als Partner
Dr. med. Richard Harslem
Paperback, 208 Seiten, ISBN 978-3-86616-204-4
Auf der Grundlage neuester wissenschaftlicher Erkenntnisse der Physik, der Hirn- und Placeboforschung zeigt dieses Buch anhand einfacher Alltagsbeispiele den gemeinsamen Nenner aller Heilmethoden sowohl der Schulmedizin als auch alternativer Heilverfahren auf: Der Patient muss im Mittelpunkt stehen, eine optimale Kommunikation zwischen ihm und dem behandelnden Arzt/Heiler wird die beste Heilmethode finden. Dieses dargestellte „menschenwürdige" Medizinverständnis und die zahlreichen, praktisch umsetzbaren Informationen sind für alle, die mit dem Gesundheitswesen und der Gesundheitserziehung zu tun haben, von großer Bedeutung, interessant und lesenswert, aber auch für alle, die gesund werden wollen! So können die Heilungschancen der einzelnen Patienten erhöht werden. Die Erkenntnisse des Autors wollen einer besseren Volksgesundheit dienen und Kosten senken.

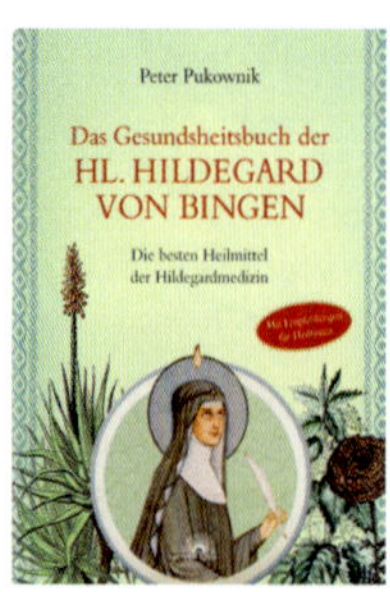

Das Gesundheitsbuch der Hl. Hildegard von Bingen
Die besten Heilmittel der Hildegardmedizin
Peter Pukownik
Hardcover, 176 Seiten, 40 farbige Abbildungen, ISBN 978-3-86616-232-7
In diesem Buch erfahren Sie, wie man die Heilkräfte der Natur richtig nutzt, Erkrankungen vorbeugen oder auf natürliche Weise selbst heilen, seine Gesundheit erhalten kann. Zum besseren Verständnis der Hildegard-Heilkunde geht der Autor auch auf Hildegards Welt- und Menschenbild ein: Die Gesundheit ist für sie ein lebenslanger, kreativer Prozess, der eine neue Lebensumstellung, eine ganzheitliche religiös-sittliche Haltung, eine Änderung krankmachender Lebensgewohnheiten, die Einhaltung von Lebensrhythmen, den bewussten Umgang mit der Natur und das rechte Maß umfasst. Vor allem werden die Heilmittel der Hildegardmedizin, ihre Herstellung, ihre Anwendung und ihre körperliche und psychische Wirkung dargestellt, sowie Möglichkeiten der Behandlung verschiedener Krankheiten und Beschwerden, einschließlich der Empfehlungen für das Heilfasten.

Medizin für die Seele
Lebens- und Seelenkräfte im Alltag mobilisieren
Prof. Franz Decker

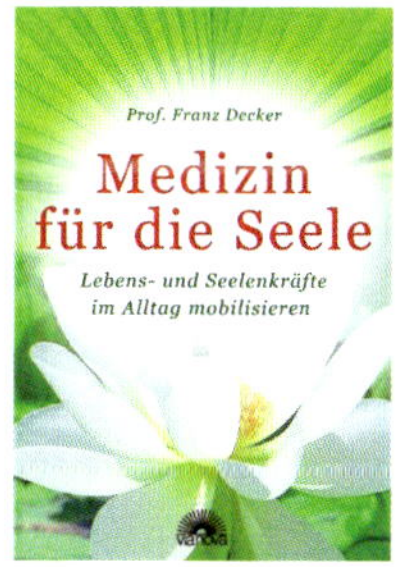

Paperback, 224 Seiten, 32 Grafiken, ISBN 978-3-86616-115-3
Für viele Menschen ist es heute sehr schwierig, den Herausforderungen des Alltags in unserer komplexen, schnelllebigen Welt gerecht zu werden, das eigene Leben selbstverantwortlich zu gestalten und sinnvoll und erfüllt zu leben. Prof. Franz Decker zeigt in seinem Buch diese Probleme auf, aber auch Möglichkeiten, die „Überlebenskräfte“, die unerschöpflichen Kraftquellen der Seele und des Geistes, zu wecken und zu entwickeln, um in seelischem Gleichgewicht, mit Freude, Gelassenheit, Mut und Zuversicht das Leben zu bestehen. Das Buch erwuchs aus eigener Erfahrung und basiert auf den neuesten Erkenntnissen, dass durch eine entsprechende Neuorientierung und Seelenprogrammierung ein erfülltes und ausgeglichenes Leben möglich ist. Beispiele veranschaulichen und überzeugen. Es bietet sehr einprägsam ein Programm zur Förderung der Lebens- und Seelenkräfte im Alltag sowie Übungen zur Entspannung, Besinnung, Meditation, mentalen Lebensänderung und emotionalen Stabilisierung.

Die inneren Heilkräfte erwecken
Heilung von – Krankheiten – Beziehungen – Lebensumständen
Chuck Spezzano

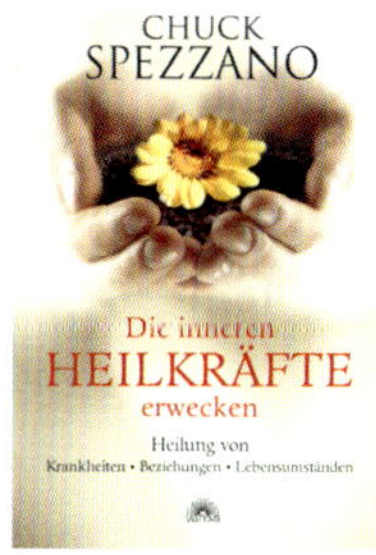

Hardcover, 256 Seiten, ISBN 978-3-86616-259-4
Hinter unseren Krankheiten, Beziehungs- und Lebensproblemen stecken sehr oft unbewusste und unterbewusste Lebensmuster. Diese in ihrer ganzen Tiefe zu erkennen und aufzulösen, um ein gesundes und erfülltes Leben zu führen, dazu lädt das neue Buch von Chuck Spezzano ein. Das Besondere dieses neuen Meisterwerkes ist, dass der Leser hier Erkenntnisse, Methoden und Techniken findet, die aus Spezzanos unmittelbarer, über 35-jährigen therapeutischen Arbeit stammen. Dieses Buch vermittelt lebendiges Wissen und vitale Weisheiten mit sehr praxisbezogenen Methoden und Übungen. Ein heilsamer Ratgeber und weiser Begleiter auf der Reise zu sich selbst, zu mehr Gesundheit, Zufriedenheit und Lebensfreude.

Stefan Siebrecht
Sanfte Medizin für Ihr Herz
Das Beste aus der Naturheilkunde • Wirkungsvolle Selbsthilfe

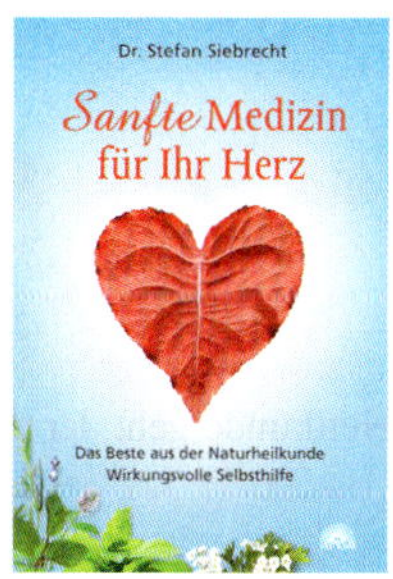

Klappenbroschur, 200 Seiten, 25 farbige Fotos
ISBN 978-3-86616-328-7
Das Herz ist unser wichtigstes Organ. Ist es gesund, haben wir gute Chancen, im hohen Alter noch fit und vital zu sein. Doch die Realität sieht anders aus. Herz-Kreislauf-Erkrankungen sind die häufigste Todesursache in der westlichen Welt. Dieser wertvolle Ratgeber zeigt Ihnen, wie Sie den Einschränkungen des Lebens durch Herzbeschwerden und dem Schicksal an Herz- und Kreislauferkrankungen zu sterben entrinnen können. Das Buch verbindet traditionelle Naturheilkunde mit dem neuesten Forschungsstand. Der Autor erklärt kompetent und leicht verständlich ganzheitliche Verfahren in der Herztherapie. Sie bekommen Tipps zur wirkungsvollen Selbsthilfe gegen: Bluthochdruck, Arteriosklerose, Herzrhythmusstörungen, Venenleiden und Herzschwäche.